T0197285

Igelino lacht nicht mehr

Lisa Pongratz

Igelino lacht nicht mehr

Depressionen kindgerecht erklärt

Mit Illustrationen von Meggie Klimbacher aka. Emkay
Illustrations

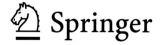 Springer

Lisa Pongratz
Kinder- und Jugendpsychiatrie des LKH Graz II
Graz, Österreich

ISBN 978-3-662-64428-7   ISBN 978-3-662-64429-4   (eBook)
https://doi.org/10.1007/978-3-662-64429-4

Die Deutsche Nationalbibliothek verzeichnet diese Publikation in der Deutschen Nationalbibliografie; detaillierte bibliografische Daten sind im Internet über http://dnb.d-nb.de abrufbar.

Illustrationen von Meggie Klimbacher

Einbandabbildung: Emkay Illustrations

Planung/Lektorat: Heiko Sawczuk

Springer ist ein Imprint der eingetragenen Gesellschaft Springer-Verlag GmbH, DE und ist ein Teil von Springer Nature.
Die Anschrift der Gesellschaft ist: Heidelberger Platz 3, 14197 Berlin, Germany

Vorwort

Psychische Erkrankung bei Kindern – ein Gedanke, der für viele Menschen befremdlich, nahezu absurd, erscheint. Häufig wird die Vorstellung, dass Kinder bereits psychisch erkranken können, als erschreckend empfunden.

Die Aufgabe von Psychologinnen, Psychiaterinnen und Therapeutinnen besteht darin, Angehörigen und Betroffenen die Angst durch Aufklärung zu mildern. Das Verstehen von psychischen Vorgängen kann nicht nur für Kinder selbst, sondern auch für Eltern, Großeltern und Geschwister eine Erleichterung sein.

Während meiner Tätigkeit als Schulpsychologin an Wiener Volksschulen war ich auf der Suche nach Arbeitsmaterial in Form von Bilderbüchern, um anhand derer mit Kindern und Angehörigen psychische Erkrankung altersgerecht besprechen zu können.

Da ich leider im Rahmen meiner Recherche nicht fündig wurde, beschloss ich, mich selbst am Geschichtenschreiben zu versuchen, wodurch Igelino und seine Freunde entstanden sind. Die Zusammenarbeit mit Meggie Klimbacher aka. Emkay Illustrations gestaltete sich von Beginn an als Bereicherung für dieses kreative Wissenschaftsprojekt.

Ich hoffe, durch meine Bücher einen Beitrag zu mehr Aufklärung über psychische Erkrankungen im Kindesalter (aber auch darüber hinaus) zu leisten, Betroffenen und Angehörigen die Berührungsängste mit diesem Thema nehmen zu können und durch psychologische Tipps und professionelle Hilfestellungen eine Erleichterung der Situation für alle Beteiligten zu erreichen.

Die Bücher sollen Verständnis fördern – und vor allem: Freude bereiten. Viel Vergnügen beim Lesen!

Aufgrund der leichteren Lesbarkeit werden das männliche und weibliche Geschlecht abwechselnd verwendet, wenn eine geschlechtsneutrale Formulierung nicht möglich ist. Es sind jedoch alle möglichen Formen der Geschlechtszugehörigkeit angesprochen.

Inhaltsverzeichnis

Über die Autorin

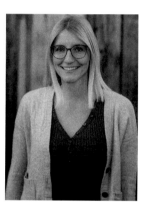

Lisa Pongratz wurde im wunderschönen Graz in Österreich geboren. Durch zahlreiche Auslandsaufenthalte in ihrer Jugend und im frühen Erwachsenenalter festigte sich zunehmend ihr Interesse an den psychischen Vorgängen hinter menschlichem Verhalten. Während ihres Psychologiestudiums an der Alpen-Adria-Universität Klagenfurt begann sie bereits die Arbeit mit psychiatrisch schwer kranken Erwachsenen im Rahmen einer Tätigkeit als Case Managerin. Sie absolvierte das psychotherapeutische Propädeutikum zeitgleich und begann nach Beendigung des Studiums die Ausbildung zur klinischen Psychologin in Wien. Im Rahmen der Ausbildung sammelte sie Erfahrungen im psychokardiologischen Bereich und absolvierte Praxiszeit im St. Anna Kinderspital, wo ihre Leidenschaft für die psychologische Arbeit mit Kindern und Jugendlichen geweckt wurde. Nach einer vielseitigen Tätigkeit als

Schulpsychologin an acht Wiener Volksschulen zog es die Steirerin zurück in die Heimat, wo sie seither als klinische Psychologin an der Abteilung für Kinder- und Jugendpsychiatrie- und Psychotherapie tätig ist. Derzeit lehrt sie zusätzlich das Fach Entwicklungspsychologie an einer Fachhochschule und wird von ihrem Therapiebegleithund Ludwig bei der gemeinsamen Arbeit mit psychisch kranken Kindern und Jugendlichen begleitet.

1

Psychische Störungen: Zahlen und Fakten

Eine psychische Erkrankung ist in unserer Gesellschaft nichts Neues. Seit Jahrhunderten gibt es bereits Forschung zu seelischen Zuständen, Persönlichkeitsmerkmalen und dem neurobiologischen Einfluss auf das menschliche Verhalten und Empfinden. Als Antwort auf die zunehmenden psychiatrischen Störungen kam es zu der Entwicklung von neuen Berufsbildern. Um psychische Krankheitsbilder adäquat behandeln zu können entwickelten sich Psychotherapieschulen, die klinische Psychologie, Neuropsychologie, Sozialpsychiatrie und viele mehr.

In Österreich wurden im Jahr 2018 über 110.000 Menschen aufgrund von psychischen Verhaltensstörungen in einem Akutkrankenhaus stationär behandelt. Es zeigt sich nur ein geringer Unterschied zwischen Männern (51.972 Patienten) und Frauen (58.607 Patientinnen). Der Großteil der Patientinnen war im Alter zwischen 15 und 44 Jahren (Statistik Austria, 2018).

Die deutsche Bevölkerung ist ebenfalls stark von psychischer Erkrankung betroffen. 27,8 % der Deutschen erkranken jährlich an einer psychischen Störung, das sind 17,8 Mio. Menschen. Risikofaktoren sind hierbei besonders das Geschlecht, Alter und der sozioökonomische Status. Frauen tendieren eher zu affektiven Störungen (Depressionen, Angststörungen) wohingegen Männer häufig an Suchtstörungen wie beispielsweise Alkohol- oder Medikamentenmissbrauch leiden. Am häufigsten erkranken Menschen im jungen Erwachsenenalter an psychischen Störungen. Durch einen niedrigen Bildungsgrad, wenig ökonomische Ressourcen und soziale Zurückgezogenheit erhöht sich zusätzlich das Erkrankungsrisiko (DGPPN, 2018).

L. Pongratz, *Igelino lacht nicht mehr*, https://doi.org/10.1007/978-3-662-64429-4_1

In der Schweiz wurden im Jahr 2017 ca. 6 % der Bevölkerung wegen psychischer Probleme behandelt. Es waren 4,4 % der Männer und 7,7 % der Frauen betroffen. 15 % der Schweizer gaben eine mittlere oder hohe psychische Belastung an. Am höchsten war die psychische Belastung bei den 45- bis 55-Jährigen (ASP, 2017).

1.1   Depression

Laut WHO (2020) leben ca. 25 % der europäischen Bevölkerung mit Depressionen oder Angstzuständen. Der subjektive Leidensdruck der Betroffenen und die wirtschaftliche Belastung durch Krankenstände, Fehlzeiten, Frühpensionen etc. sind enorme Auswirkungen dieser Entwicklung. Einer US-amerikanischen Studie zufolge (Kessler et al. 2005) gibt es ein Lebenszeitrisiko von 23 %, an einer Depression zu erkranken. Frauen sind hierbei doppelt so häufig betroffen wie Männer.

Kinder erkranken wesentlich seltener an Depressionen als erwachsene Menschen. Im Vorschulalter bewegt sich der Prozentsatz der betroffenen Kinder unter 1 %, dieser steigt jedoch zwischen dem 6. und 10. Lebensjahr auf 1–5 % und nimmt mit dem Ende der Kindheit und dem Anfang der Jugend stetig zu. Da Kinder auch andere, sog. maskierte Symptome bei einer depressiven Störung zeigen können, ist es durchaus möglich, dass eine Depression im Kindesalter nicht diagnostiziert wird. Solche maskierten Symptome sind unter anderem Kopf- oder Bauchschmerz, Einnässen, Einkoten, aggressive Reaktionen auf das Umfeld oder sozialer Rückzug.

Bei Jugendlichen ist die Wahrscheinlichkeit, depressiv zu werden, wesentlich höher. Bis zu 18 % leiden während ihrer Lebensspanne mindestens einmal an einer Depression. Ebenso hat sich der Krankheitsverlauf in den letzten Jahrzehnten stark verändert. Heutzutage beginnt ein großer Teil der depressiven Symptome bereits vor dem 20. Lebensjahr (Klicpera et al. 2019).

1.2   Erklärungsmodell

Über die Ursache der zunehmenden psychischen Erkrankungen von Kindern und Jugendlichen gibt es unterschiedliche Theorien. In einer Gesellschaft, die Leistung als prioritäres Gut versteht, ist es für viele Kinder (und Erwachsene) nicht leicht, einen Platz zu finden oder zu genügen. Die Reaktion darauf kann Blockaden, Ängste, Ablehnung und sozialen Rückzug hervorrufen. Viele Kinder fühlen sich schulisch enorm unter Druck gesetzt und leiden in ihrem

Selbstwert. Natürlich gibt es bei psychischen Störungen wie auch bei körperlichen Erkrankungen eine genetische Komponente. Das soziale Umfeld, der Erziehungsstil, kritische oder traumatische Ereignisse in der Entwicklung – all diese Faktoren beeinflussen die Psyche eines Kindes. In der klinischen Psychologie wird als Erklärungsansatz immer von einem biopsychosozialen Modell ausgegangen, d. h. dass sowohl körperliche, psychische als auch soziale Faktoren als ursächlich für die Entwicklung einer psychischen Krankheit angesehen werden.

2

Tipps zum gemeinsamen Lesen

Die Idee, Kindern die Thematik von psychischen Erkrankungen durch eine Bildergeschichte näher zu bringen, hat vor allem den Hintergrund, schwierige Sachverhalte altersgerecht und anhand von Beispielen erklären zu können. Im folgenden Kapitel wird genau erklärt, wie die Geschichte gemeinsam gelesen werden soll, wie auf diverse Nachfragen reagiert werden kann und welche Beispiele genannt werden können, um dem Kind das Verstehen zu erleichtern.

Zum Start ist es wichtig, für geeignete Rahmenbedingungen zu sorgen. Nehmen Sie sich genügend Zeit, wählen Sie einen ungestörten Ort und eine entspannte Atmosphäre, um mit Ihrem Kind die Geschichte zu lesen. Erklären Sie Ihrem Kind, dass Sie heute eine ganz besondere Geschichte gemeinsam lesen werden. An dieser Stelle können Sie schon erwähnen, dass Igelino ein besonders Kind ist, das ähnliche Probleme, wie zum Beispiel ein Geschwisterkind, die Tante, oder aber auch Ihr Kind selbst, hat. Geben Sie dem Kind die Möglichkeit, Igelino kennenzulernen und zeigen Sie während dem Lesen die Parallelen zu Ihrem Kind oder zu der betroffenen Person im Umfeld des Kindes auf. Achten Sie auf die Reaktionen Ihres Kindes und machen Sie eine Lesepause, wenn Sie den Eindruck haben, dass Ihr Kind mit der Thematik überfordert ist.

© Der/die Autor(en), exklusiv lizenziert an Springer-Verlag GmbH, DE, ein Teil von Springer Nature 2022
L. Pongratz, *Igelino lacht nicht mehr*, https://doi.org/10.1007/978-3-662-64429-4_2

2.1   Wenn eine Person im Umfeld Ihres Kindes betroffen ist

2.1.1   Parallelen zur betroffenen Person ziehen

Beispiele

„Siehst du, Igelino hat Schwierigkeiten, in der Früh aufzustehen. Er fühlt sich müde und ist einfach schlapp, obwohl er viel schläft. Bei deiner Tante ist das auch so. Deswegen kann sie öfters bei Familienfeiern nicht dabei sein. Sie ist einfach zu müde."

„Igelino hat keinen Appetit und will kaum etwas essen, obwohl er das Frühstück sonst immer gerne gegessen hat. Dein Bruder hat früher auch immer gerne sein Müsli gegessen, aber momentan fehlt ihm der Appetit."

„Papa hat in letzter Zeit auch nicht viel Lust, mit seinen Freunden etwas zu unternehmen. Igelino möchte nicht mit dem frechen Dachs spielen, obwohl ihm das sonst immer viel Spaß bereitet hat."

„Schau mal, wie traurig Igelino ist. Deswegen mag er auch nicht mehr zur Schule gehen. Genau so fühlt sich deine Mitschülerin Annabelle. Weil es ihr nicht gut geht, kann sie momentan nicht in die Schule kommen."

„Igelino bekommt Hilfe von der weisen Eule. Das ist bei Papa auch so. Nur ist das keine weise Eule, sondern eine Psychotherapeutin. Sie spricht mit ihm und hilft ihm dadurch, wieder lachen zu können."

2.1.2   Mögliche Nachfragen

„Aber warum geht es meinem Bruder/Papa/Tante/Annabelle so?"

Erklären Sie Ihrem Kind, dass es viele Gründe dafür geben kann, so traurig zu werden. Einerseits kann ein Kind verstehen, dass gewisse Wesenszüge angeboren sind. Andererseits können Sie beispielsweise traurige Erlebnisse wie Todesfälle in der Familie, Trennungen oder neue Lebenssituationen nennen. Zusätzlich sollten Sie erwähnen, wie wichtig es ist, soziale Unterstützung zu bekommen.

Beispiel

„Weißt du, wir Menschen sind alle unterschiedlich. Etwas, was für dich sehr schwierig ist, macht jemand anderem vielleicht weniger aus. Und dann gibt es vielleicht Dinge, die dich gar nicht stören, aber jemand anderen sehr traurig machen. Viele unserer Eigenschaften sind angeboren, wie auch unsere Haarfarbe, Augenfarbe und auch Körpergröße. Wir bekommen diese Eigenschaften von unseren Vorfahren, also Eltern, Großeltern oder sogar Urgroßeltern mit. Vielleicht ist Tante Nina auch besonders traurig, weil sie sich hat scheiden lassen und sich deswegen allein fühlt. Umso wichtiger ist es jetzt, dass wir für sie da sind und dass sie weiß, dass wir ihr gerne helfen."

„Kann es mir auch passieren, so traurig zu werden?"
Erklären Sie Ihrem Kind, dass jeder Mensch einmal so traurig werden kann. Stellen Sie jedoch klar, dass es bei weitem nicht jedem passiert und es Möglichkeiten gibt, sich davor zu schützen. Geben Sie Ihrem Kind ein Gefühl der Sicherheit, indem Sie die Ressourcen Ihres Kindes aufzählen.

Beispiel
„Jeder Mensch kann in seinem Leben einmal so traurig werden. Es muss aber natürlich nicht so sein und es gibt viele Möglichkeiten, sich davor zu schützen. Wir essen viel Obst, damit wir genug Vitamine im Körper haben, um nicht krank zu werden. So ähnlich ist es mit dem Traurig-Sein auch. Viel Bewegung an der frischen Luft, eine gesunde Ernährung, eine liebevolle Familie und Spaß mit Freunden helfen dabei, glücklich zu sein. All das hast du in deinem Leben. Und sollte man doch einmal sehr traurig sein, dann gibt es Dinge und Menschen, die helfen. Im Buch hat Igelino nicht nur seine Eltern, die ihn unterstützen, sondern auch seinen Lehrer Herr Fuchs und die weise Eule."

„Was kann ich tun, um zu helfen?"
Erklären Sie Ihrem Kind die Notwendigkeit, für die betroffene Person da zu sein und auch geduldig zu bleiben.

Beispiel
„Wichtig ist, dass du für Tante Nina da bist, wenn es ihr schlecht geht. Manchmal reicht schon ein liebes Wort oder ein gemeinsamer Spaziergang, um einen Menschen aufzuheitern. Sei nicht beleidigt, wenn sie einmal nichts unternehmen möchte. Manchmal können das sehr traurige Menschen nicht. Das heißt aber nicht, dass sie dich nicht sehr lieb hat und gerne Zeit mit dir verbringt."

2.2   Wenn Ihr Kind betroffen ist

2.2.1   Parallelen zu Ihrem Kind ziehen

„Igelino geht es morgens so wie dir. Er ist müde und fühlt sich ausgelaugt. Das Gefühl kennst du, oder?"

„Genau wie du hat Igelino auch keinen Appetit. Er ist traurig und das schlägt sich auf den Magen. Bei dir ist das auch manchmal so, stimmt's?"

„Als Stefan letztens angerufen hat, wolltest du nicht mit ihm spielen. Bei Igelino ist das auch so. Er hat einfach keine Lust und ist zu träge."

„Du möchtest, wie Igelino, auch nicht mehr zur Schule gehen. Meistens fehlt dir morgens die Energie, um aus dem Bett zu kommen."

„Schau mal, wie die weise Eule Igelino geholfen hat. Auch für dich gibt es eine weise Eule, die nennt man Psychologin/Psychotherapeutin. Sie wird mit dir sprechen, lustige Übungen mit dir machen und eine schöne Zeit mit dir verbringen. Dann wird es dir bald bessergehen."

2.2.2   Mögliche Nachfragen

„Aber warum fühle ich mich so?"
Erklären Sie Ihrem Kind, dass es unterschiedliche Gründe dafür geben kann. Einerseits sind manche Kinder sensibler und nehmen Dinge anders wahr. Stellen Sie die sensible Persönlichkeit auch als Stärke dar. Andererseits gibt es vielleicht ein belastendes Ereignis, das daran mitbeteiligt ist. Auch die Vererbbarkeit können Sie erwähnen.

Beispiel
„Dafür kann es viele Ursachen geben. Manche Menschen sind sensibler als andere und empfinden intensiver. Das heißt, du nimmst die Dinge stärker wahr. Da kann es auch sein, dass du schneller trauriger bist als andere. Vielleicht liegt es aber auch daran, dass Papa und ich uns getrennt haben und du noch etwas Zeit brauchst, bis du dich daran gewöhnt hast. Tante Nina ist auch öfters traurig, aber gemeinsam konnten wir ihr helfen. Wir sind immer für dich da und unterstützen dich, damit es dir bald wieder besser geht."

„Geht es auch anderen Menschen so wie mir?"

Klären Sie Ihr Kind über das häufige Auftreten von Depressionen auf und setzen Sie den Fokus auf die Möglichkeiten, zu unterstützen.

Beispiel

„Ja, es ist nicht selten, so traurig zu sein. Viele Menschen werden in ihrem Leben einmal oder sogar mehrmals sehr traurig. Wichtig ist dann, dass sie Hilfe bekommen. Das kann eine Familie sein, die sich um sie kümmert, oder ein schönes Hobby, das ihnen Freude bereitet. Aber auch eine Psychotherapeutin, so wie die weise Eule, kann helfen. Sie spricht dann wie in der Geschichte mit den Menschen und unterstützt sie dabei, wieder lachen zu können."

„Wann wird es mir wieder besser gehen?"

Erklären Sie Ihrem Kind, dass Sie ihm keinen konkreten Zeitraum nennen können. Versichern Sie ihm jedoch, dass alles wieder gut wird und sie für es da sind.

Beispiel

„Das kann ich dir nicht genau sagen. Sicher ist aber, dass es dir wieder besser gehen wird. Gemeinsam werden wir das schaffen und wir sind immer für dich da."

3

Igelino lacht nicht mehr

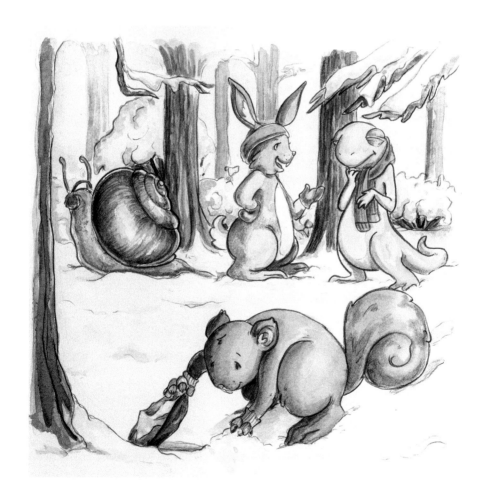

L. Pongratz, *Igelino lacht nicht mehr*, https://doi.org/10.1007/978-3-662-64429-4_3

Die Sonne schien über den Baumkronen und warf eine angenehme Wärme auf die Waldlichtung. Die Tiere des Waldes waren bereits aufgestanden, um den schönen Wintertag willkommen zu heißen. Das Eichhörnchen machte sich auf die Suche nach Bucheckern, denn es hatte noch nicht gefrühstückt. Die Häsin unterhielt sich mit dem Salamander über dieses und jenes und die Schnecke machte sich auf die lange Reise zum nächsten Gebüsch.

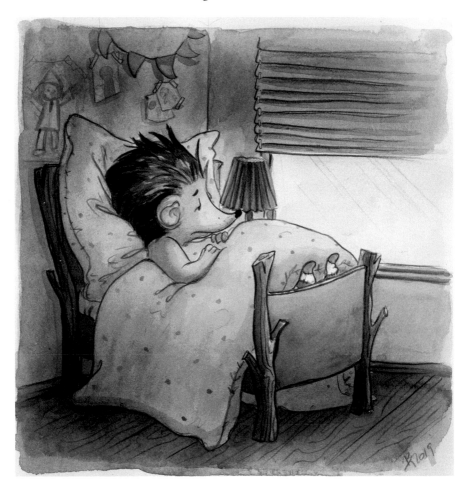

Auch Papa Igel war schon wach, denn Mama Igel war bereits früh in die Arbeit spaziert. Jedoch – wo war Igelino bloß? „Igelino, die Sonne scheint, die Vögel zwitschern. Es ist Zeit, aufzustehen!", rief Papa Igel dem kleinen Igel zu. Doch Igelino wollte nicht aufstehen. Er lag in seinem Bettchen und fühlte sich müde, obwohl er lange genug geschlafen hatte. Am liebsten würde er ewig schlafen. Und das, obwohl sein liebster Freund und Spielgefährte, der freche Dachs, heute zum Spielen vorbeikommen würde. Irgendwie war er ganz traurig und er wusste nicht, wieso.

Aktion 1: Warum könnte Igelino traurig sein?

Sammeln Sie mit Ihrem Kind gemeinsam Situationen, als Sie oder Ihr Kind traurig waren. Sprechen Sie darüber, wie sich das Traurig-Sein angefühlt hat.

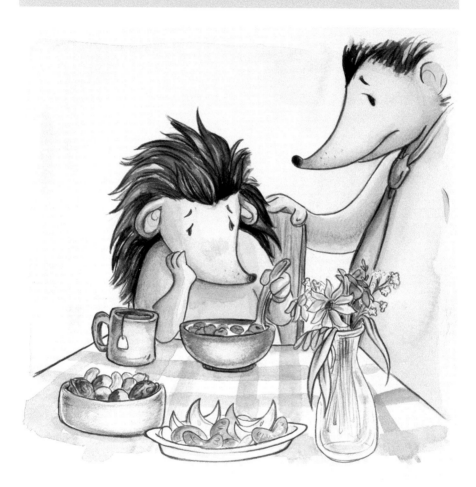

Da rief der Papa Igel wieder: „Igelino, es gibt Frühstück. Komm doch bitte zu Tisch". Mühsam kletterte Igelino aus dem warmen Bettchen und schleppte sich in das Esszimmer der Igelfamilie. „Na, was machst du denn für eine Miene? Du siehst ja aus wie 7 Tage Regenwetter", sagte Papa Igel besorgt. „Ich weiß nicht", antwortete Igelino „ich bin einfach traurig." Obwohl Papa Igel ein köstliches Frühstück zubereitet hatte, war dem kleinen Igel gar nicht nach

Essen zumute. „Vielleicht bin ich krank", dachte Igelino insgeheim. „Ja, das wird es sein. Denn wenn ich krank bin und ich eine Erkältung oder Fieber habe, bin ich auch müde und manchmal sogar traurig." Papa Igel fühlte die Stirn des kleinen Igels und sagte: „Naja, warm fühlst du dich nicht an, aber wir sollten trotzdem besser zu Dr. Bär gehen und dich untersuchen lassen".

Aktion 2: Wie sieht Traurig-Sein aus?

Malen Sie gemeinsam mit Ihrem Kind das Gefühl „traurig". Falls es dabei Schwierigkeiten hat, stellen Sie Hilfsfragen:

„Welche Farbe hätte wohl das Gefühl „traurig"?

„Ist „traurig" groß oder klein"?

„Rund oder eckig?"

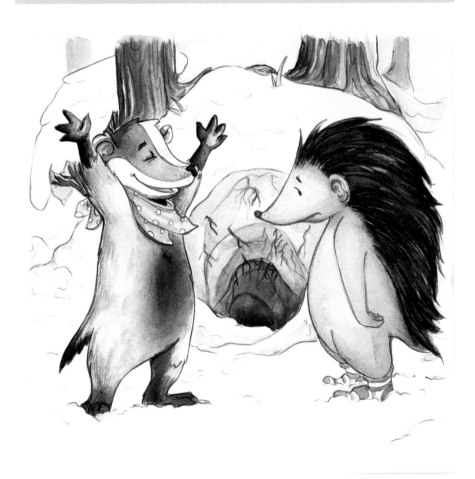

Also machten sich Igelino und Papa Igel auf den Weg zu Dr. Bär. Seit Igelino noch viel kleiner war, wurde er bereits von Dr. Bär untersucht, wenn er sich nicht wohl fühlte. Als sie an dem Dachsbau vorbeikamen, der auf dem Weg zu Dr. Bärs Höhle lag, trafen sie den frechen Dachs. „Hallo, Igelino. Ich freue mich schon darauf, wenn wir später gemeinsam spielen. Ich habe mir auch viele neue, lustige Spiele ausgedacht.", sagte der freche Dachs voller Vorfreude zu Igelino. „Hm", antwortete Igelino, „ich habe heute keine Lust auf Spiele. Eigentlich möchte ich nur schlafen." Der freche Dachs war überrascht, da Igelino doch sonst immer begeistert von ihren gemeinsamen Spielen war und fragte: "Was ist denn heute los mit dir?" „Ich weiß nicht", antwortete Igelino „ich bin einfach traurig." Enttäuscht verabschiedete sich der freche Dachs und ging zurück in seinen Bau.

Aktion 3: Warum möchte Igelino nicht mit dem frechen Dachs spielen?

Besprechen Sie mit Ihrem Kind die möglichen Gründe, warum man manchmal lieber allein ist, wenn man traurig ist (keine Lust auf Gesellschaft, Weinen, Reizbarkeit, Müdigkeit).

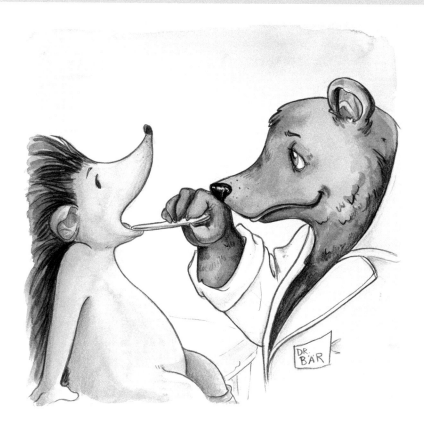

Als die beiden bei Dr. Bärs Höhle ankamen, erzählte Papa Igel dem Doktor die Beschwerden von Igelino. Dr. Bär maß die Temperatur des kleinen Igels mit einem Thermometer und schaute ihm mit einer kleinen Taschenlampe in den Mund. „Da scheint alles in Ordnung zu sein", brummte Dr. Bär. „Vielleicht sollte Igelino abends früher ins Bettchen gehen, damit er am Morgen nicht so müde ist." Warum Igelino traurig war, konnte leider auch Dr. Bär nicht erklären.

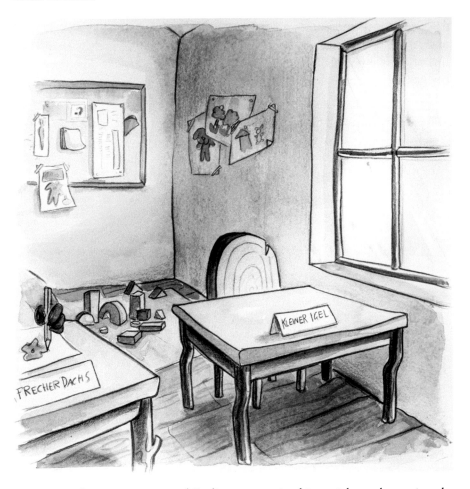

Die Wochen vergingen und Igelino war weiterhin müde und traurig, obwohl er fast den ganzen Tag schlief. Mama Igel und Papa Igel machten sich große Sorgen um ihren kleinen Igel und fragten ihn immer wieder, warum er bloß so traurig sei. „Ich weiß es nicht.", antwortete er jedes Mal. Igelino hatte immer schon viel über die Welt und das Leben gegrübelt, aber nun konnte er einfach nicht mehr damit aufhören. Wegen der Müdigkeit und dem Traurig-

Sein konnte Igelino nicht mehr in die Waldtierschule gehen und auch seine Freunde kamen ihn nicht mehr besuchen.

Aktion 4: Besprechen Sie mit Ihrem Kind folgende Fragen

Gibt es Dinge, über die Du häufig nachdenkst?
   Machst Du Dir über etwas Sorgen?

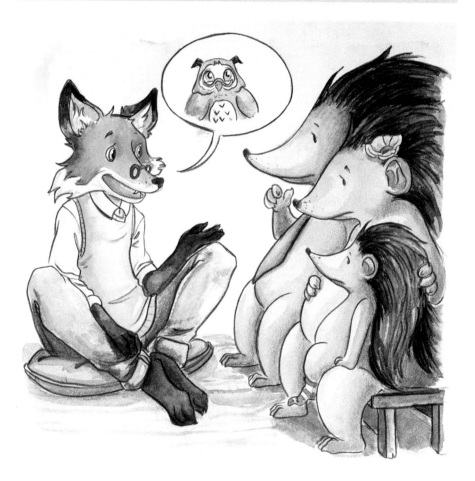

Eines Tages kam der Lehrer, Herr Fuchs, bei der Igelfamilie vorbei. „So kann es mit dem kleinen Igelino nicht weitergehen.", sagte Herr Fuchs zu Igelinos Eltern. „Wir müssen ihm helfen und ich weiß auch, wie." Herr Fuchs erzählte der Igelfamilie von einer weisen Eule, die vor allem Waldtierkindern, die traurig seien, helfen könne. „Die weise Eule lebt tief im Wald in einem Baum. Kommt, ich führe euch hin.", rief Herr Fuchs.

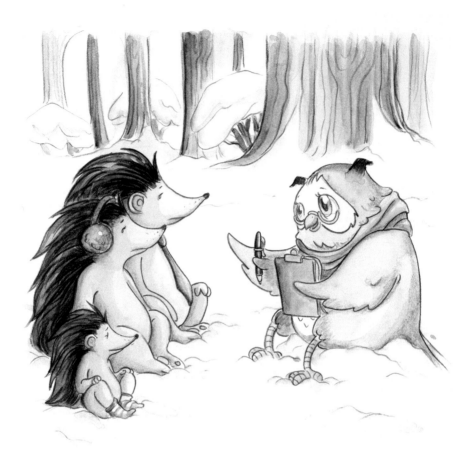

So machten sich die Igelfamilie und Herr Fuchs auf den Weg in die Tiefen des Waldes. Die lange Reise zu Fuß war für Igelino sehr anstrengend und am liebsten wäre er zu Hause im Bett geblieben. Als sie nach ein paar Stunden bei dem Baum der weisen Eule ankamen, verabschiedete sich Herr Fuchs. „Ich hoffe, wir sehen uns bald in der Waldtierschule wieder", schnurrte er.

„Weise Eule, wir brauchen deine Hilfe", riefen die Igeleltern den Baum empor. Es dauerte nicht lange, da sahen sie auch schon die riesigen Flügel der weisen Eule. Ihre Augen waren groß und bernsteinfarben und ihr Gefieder glänzte. „Wie kann ich euch helfen?", fragte die weise Eule freundlich. „Ich bin traurig und weiß nicht wieso.", antwortete Igelino. „Damit kenne ich mich aus", sagte die weise Eule verständnisvoll.

Aktion 5: Besprechen Sie mit Ihrem Kind die Rolle der weisen Eule

„Weißt du, wer die weise Eule im echten Leben ist? Ein Psychotherapeut/Psychologe ist jemand, der den Kindern und Erwachsenen helfen kann, wenn sie traurig sind. Wenn man über etwas spricht, das traurig macht, wird es meistens besser. Dafür gibt es solche Berufe."

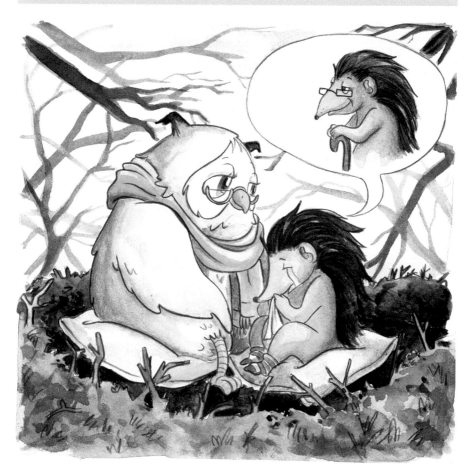

„Wenn du mit hinauf in meinem Baum kommst, dann kann ich dir bestimmt helfen." Da die Igeleltern damit einverstanden waren, setzte sich Igelino auf den Rücken der weisen Eule und gemeinsam flogen sie in ihr Nest, hoch oben in der Krone des alten Baumes.

Die weise Eule unterhielt sich mit Igelino und stellte ihm ein paar Fragen, um ihn besser kennenzulernen. Es fiel ihr auf, dass Igelino sehr schlecht von sich selbst dachte. „Ich bin zu nichts zu gebrauchen", sagte er immer wieder. Als sie ihn schließlich zu seinen Igelgroßeltern befragte, brach Igelino in bitterliches Weinen aus. „Ich habe meinen Igelgroßvater verloren", schluchzte Igelino. „Ich vermisse ihn so sehr". Da war dem kleinen Igel plötzlich klar, warum er so traurig war. „Es ist ganz natürlich, dass du deinen geliebten Igelopa vermisst. Manchmal tut es gut, zu weinen, weil das Traurig-Sein dann leichter wird." Die weise Eule tröstete Igelino so lange, bis er sich besser fühlte.

Aktion 6: Was kannst du tun, damit es dir besser geht, wenn du traurig bist?

Besprechen Sie mit Ihrem Kind, was schon einmal geholfen hat, als es traurig war, und sammeln Sie zusätzliche Ideen, was helfen könnte.

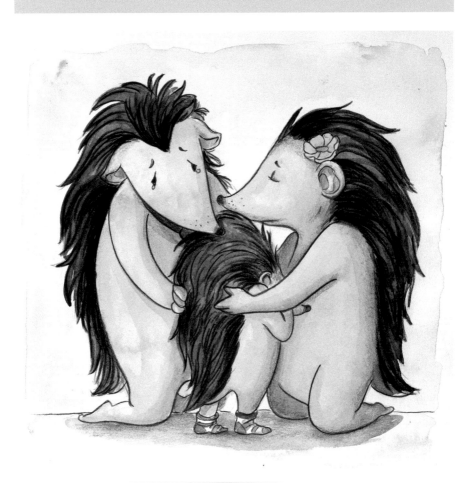

Gemeinsam erzählten die weise Eule und Igelino den Igeleltern, warum Igelino so traurig war. Papa Igel und Mama Igel nahmen Igelino fest in den Arm und versprachen ihm, viel gemeinsam über den Igelgroßvater zu sprechen, denn auch sie waren manchmal traurig darüber, dass er nicht mehr da war und vermissten ihn. Papa Igel erzählte der weisen Eule, dass er früher auch einmal sehr, sehr traurig und müde war. „Ich verstehe", sagte die weise Eule.

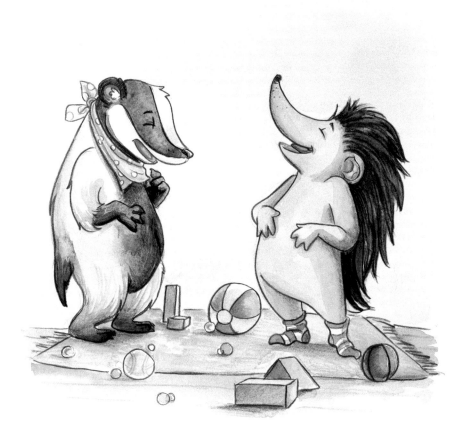

Igelino besuchte die weise Eule noch mehrere Male und die beiden sprachen über die lustigen Erlebnisse und Abenteuer, die Igelino mit seinem Igelgroßvater erlebt hatte. Gemeinsam machten sie angenehme Reisen in Igelinos Fantasie und Igelino fiel wieder ein, was er an sich selbst mochte. Nach den

Besuchen bei der weisen Eule fühlte er sich immer besser und erleichtert. Auch seine Freunde kamen ihn wieder besuchen und er ging wieder gerne jeden Tag zur Waldtierschule. Als der freche Dachs dem kleinen Igel die neu erfundenen Spiele zeigte, musste Igelino sogar wieder lachen. Er musste so sehr lachen, dass er gar nicht mehr damit aufhören konnte. „Wieso lachst du denn so?", fragte der freche Dachs glucksend. „Ich weiß es nicht.", antwortete Igelino und hielt sich den Bauch.

4

Was ist eine Depression?

Obgleich das Adjektiv „depressiv" im Volksmund häufig für einen traurigen, lustlosen Zustand genutzt wird, bedarf es einer professionellen Diagnosestellung, um das Krankheitsbild Depression festzustellen. In der psychosozialen Versorgung haben sich zwei Klassifikationssysteme bewährt, um psychische Störungen zu diagnostizieren.

4.1   DSM-V

Das DSM-V oder auch (aus dem Englischen übersetzt) „Diagnostischer und statistischer Leitfaden psychischer Störungen" ist hauptsächlich in den USA, aber auch in Europa, in Gebrauch. Es wird von der American Psychiatric Association (APA) herausgegeben und bedient sich einem kategoriellen System. Ausschlussgründe für eine psychiatrische Störung im DSM-V sind die Symptomentstehung durch die Einnahme von Medikamenten oder eine Veränderung des Verhaltens und Empfindens aufgrund von normalen Lebensumständen, wie zum Beispiel Trauerreaktionen.

4.2   ICD-10

Das „International Classification of Diseases" (kurz: ICD-10) ist die bereits 10. und derzeit (noch) aktuelle Version eines Krankheitsklassifikationssystems, das im deutschsprachigen Raum vielfach verwendet wird. Anhand des ICD-10 ist es nicht nur möglich, psychische Krankheiten und Verhaltensauffällig-

L. Pongratz, *Igelino lacht nicht mehr*, https://doi.org/10.1007/978-3-662-64429-4_4

keiten zu diagnostizieren, sondern es beinhaltet auch alle bekannten körperlichen Krankheiten. Neurologische Erkrankungen, Beschwerden im Herz-Kreislauf-Bereich, orthopädische Abnormitäten – all diese Krankheitsbilder werden anhand des ICD-10 diagnostiziert. Für Praktikerinnen im Fachbereich Klinische Psychologie ist das Kapitel F interessant. Es umfasst alle psychischen Störungen und Verhaltensauffälligkeiten, im Kindes- und Erwachsenenalter.

> **Symptome nach ICD-10**
>
> Nach ICD-10 (2016) ist eine leichtgradige Depression folgend klassifiziert:
> – Die depressive Episode dauert mindestens 2 Wochen an
> – Keine manischen Symptome in der Anamnese (s. Zusatzkapitel)
> – Eine organische oder durch psychotrope Substanzen verursachte Störung ist auszuschließen

Mindestens 2 der nachstehenden 3 Symptome liegen vor:

1. Depressive Stimmung, in einem für die Betroffenen deutlich ungewöhnlichen Ausmaß, die meiste Zeit des Tages, fast jeden Tag, im Wesentlichen unbeeinflusst von den Umständen und mindestens 2 Wochen anhaltend.
2. Interessen- oder Freudeverlust an Aktivitäten, die normalerweise angenehm waren
3. Verminderter Antrieb oder gesteigerte Ermüdbarkeit

Zusätzlich können folgende Symptome auftreten (mindestens 4 Symptome müssen für eine Diagnose festgestellt werden):

– Verlust des Selbstvertrauens oder des Selbstwertgefühls
– Unbegründete Selbstvorwürfe oder ausgeprägte, unangemessene Schuldgefühle
– Wiederkehrende Gedanken an den Tod oder an Suizid oder suizidales Verhalten
– Klagen über oder Nachweis eines verminderten Denk- oder Konzentrationsvermögens, Unschlüssigkeit oder Unentschlossenheit
– Psychomotorische Agitiertheit oder Hemmung (subjektiv oder objektiv)

4.3   Depressive Symptome bei Kindern

Die genannten Symptome sind sowohl für Kinder und Jugendliche als auch für Erwachsene gültig. Wie bereits erwähnt kann jedoch die Art und Weise, wie Krankheitsmerkmale bei Kindern auftreten, von der bei Jugendlichen und Erwachsenen abweichen.

4.3.1   Depressive Verstimmung

> Igelino zeigt eine klare depressive Verstimmung. Er ist sehr traurig, kann den Grund dafür aber nicht konkret benennen. Er lässt den Kopf hängen, zeigt keine positiven Emotionen und ist gänzlich niedergeschlagen.

Das wohl bekanntestes Symptom einer depressiven Episode sind die Veränderungen des Affektes. Eine durchgängige Niedergeschlagenheit und Traurigkeit ohne direkt zuordenbaren Grund oder Ereignis zeigt sich bei den Kindern und Jugendlichen. Die Stimmungslage bleibt andauernd gedrückt und die Kinder haben Schwierigkeiten dabei, ihre Gefühle beim Namen zu nennen. Die emotionale Ansprechbarkeit ist auch von dem Umgang mit Emotionen in der Familie abhängig. Werden Gefühle stets offen thematisiert, fällt es einem Kind möglicherweise leichter, darüber zu sprechen, was es belastet. Auffällig sind auch die Körperhaltung und Mimik von betroffenen Kindern. Es zeigt sich oftmals eine eher geduckte Körperhaltung und wenig mimischer Ausdruck.

Kinder mit depressiver Stimmungslage (Klicpera et al., 2019) weisen des Öfteren erhöhte Ängstlichkeit auf. Sie bekommen plötzlich in Situationen Angst, die ihnen eigentlich schon bekannt waren. Depressive Kinder sorgen sich zunehmend, gehen von negativen Szenarien aus und grübeln manchmal stundenlang vor sich hin. Diese Angst ist den Kindern nicht mit logischer Argumentation oder Bagatellisierung zu nehmen, sondern sollte stets ernst genommen und gehört werden. Wichtig ist jedoch auch, als Angehörige nicht selbst in Angst zu verfallen und mit dem Kind zu leiden. Die Ausstrahlung von Sicherheit und Nähe sind für Kinder mit ängstlicher Symptomatik essenziell.

Nicht nur ausgeprägte Niedergeschlagenheit und Ängste können ein Anzeichen von einer kindlichen Depression sein, sondern auch erhöhte Reizbarkeit. Viele Kinder reagieren in Alltagssituationen schnell verärgert und genervt, wenn sie unter einer depressiven Störung leiden. Mürrisches und trotziges Antwortverhalten gegenüber Angehörigen in der Familie kann zu einer sozialen Ausgrenzung führen, die wiederum die empfundene Hilflosigkeit und mangelnde Unterstützung verstärkt. In der Schule führt ein derartiges Verhalten immer wieder zu schlechteren Bewertungen, der Wahrnehmung einer mangelhaften Erziehung und dem Verlust von sozialen Beziehungen.

4.3.1.1 Interesse- und Freudeverlust

> Igelino kann nicht motiviert werden, Dinge zu tun, die ihm sonst Freude bereitet haben. Er ist lustlos, hat einen stark geminderten Antrieb und lehnt das Spiel mit seinem besten Freund ab.

Wenn sie mit Ihrem Kind in den Park fahren, weil Sie genau wissen, dass es den riesigen Spielplatz dort liebt, und es dann trotzdem ein langes Gesicht zieht, ist das noch kein Indiz für eine depressive Störung. Der allgemeine Verlust an Interesse und Aktivitäten zählt jedoch zu den wesentlichen Merkmalen einer Depression. Es ist normal, dass Kinder, je nach Entwicklungsphase, alte Interessen ablegen und neue Dinge und Aktivitäten für sich entdecken. Verliert Ihr Kind jedoch plötzlich jegliche Unternehmenslust und zeigt ein zunehmend passives Verhalten, könnte das darauf hindeuten, dass eine affektive Veränderung vorliegt (Klicpera et al., 2019).

Depressive Kinder haben Schwierigkeiten dabei, Freude zu zeigen und zu empfinden. Die oftmals kindertypische freudige Aufregung bei Aufgaben oder Tätigkeiten bleibt aus. Es kommt schnell zu einer erdrückenden Langeweile und Unzufriedenheit. Gut gemeinte Vorschläge von Mitschülerinnen oder Familienmitgliedern werden abgelehnt. Die Kinder und Jugendlichen wissen nichts mit ihrer Freizeit anzufangen und werden durch Motivationsversuche von außen frustriert. „Ich habe keine Lust", ist keine seltene Aussage von Kindern mit Interesse- und Freudeverlust.

4.3.1.2 Verminderter Antrieb oder gesteigerte Ermüdbarkeit

> Igelino hat Schwierigkeiten dabei, morgens aus dem Bett zu kommen. Er ist andauernd müde, obwohl er viel Zeit im Bett verbringt. Schon kleine Aktivitäten sind für ihn sehr anstrengend und ermüdend.

Ähnlich wie der Interesseverlust äußert sich auch eine stete Antriebslosigkeit (Klicpera et al.,2019). Die Kinder sind im Affekt häufig apathisch, wenig ausdrucksstark und wirken abwesend. Spontanes Handeln scheint kaum mehr möglich zu sein und es kommt zu einer Verlangsamung der Bewegung und allgemeinen Handlungsabläufen. Vormals flexible Verhaltensmuster werden zunehmend starr und die Kinder tun sich schwer damit, sich umzuorientieren und Gewohntes zu verändern.

Wegen dem verminderten Antrieb und der oben genannten Lustlosigkeit können und wollen sich viele Kinder nicht mehr an gemeinsamen Aktivitäten beteiligen. Das führt zu einem sozialen Rückzug aus familiären Tätigkeiten und in der Schule. Auch im Freundeskreis finden Betroffene wenig Anklang, da sie meist griesgrämig und energielos wirken und sich wenig einbringen.

Ein weiterer Aspekt einer kindlichen Depression ist starke Ermüdbarkeit. Da viele Kinder mit depressiven Symptomen unter Schlafproblemen leiden, wirken sie stets müde und erschöpft. Häufig wird tagsüber geschlafen, zu einem Gefühl der Erholung danach kommt es leider nur selten. Vielen Kindern fehlt schlichtweg die Energie, um sich aufzuraffen und dem Teufelskreislauf der depressiven Symptomatik zu entkommen.

4.3.1.3   Verlust des Selbstvertrauens und Schuldgefühle

Igelino zeigt in der Geschichte keine Schuldgefühle oder den Verlust des Selbstvertrauens. Es könnte aber sein, dass er diese versteckt. Vielleicht hat er ein schlechtes Gewissen, den verstorbenen Großvater nicht oft genug besucht zu haben, oder er glaubt, nicht „gut genug" zu sein, um weiterhin in die Schule zu gehen.

Depressive Kinder tendieren dazu, sich selbst zu kritisieren und herunterzumachen. „Ich kann das nicht." „Ich bin so dumm." Leider sind das häufig vorkommende Glaubenssätze von Betroffenen. Im Zusammenhang mit Depressionen zeigt sich ein geringes Selbstwertgefühl und wenig Durchsetzungskraft der eigenen Wünsche und Bedürfnisse. Die eigene Wertigkeit wird herabgesetzt und Vergleiche mit „besseren" Menschen im sozialen Umfeld werden angestellt.

Der Gedanke, nicht gut genug zu sein, trägt essenziell zu der Entwicklung einer depressiven Episode bei. Derartige Schuldgefühle können beispielsweise durch Trennung der Eltern („Sie streiten wegen mir"), Geschwisterrivalität („Meine Schwester ist viel besser als ich") und Wunschdenken („Wenn ich besser wäre, würde mein Vater noch bei uns wohnen") ausgelöst werden. Leider kommt es auch bei Kindern bereits zu Gedanken über Suizid. Wenn Ihr Kind den Wunsch, nicht mehr leben zu wollen, äußert, ist es am besten, möglichst zeitnah professionelle Hilfe zu suchen.

4.3.1.4   Konzentrationsprobleme

> Igelino wirkt eher abwesend und in seiner eigenen Welt verharrend. Er konnte sich in der Schule nicht mehr konzentrieren, weshalb er einige Zeit zu Hause blieb.

Ein eher unbekanntes Merkmal einer Depression ist die Beeinträchtigung der Denkfunktionen. Depressive Kinder haben oftmals Schwierigkeiten dabei, sich länger auf eine Tätigkeit oder Aufgabe zu konzentrieren. Ebenso kommt es immer wieder zu Gedächtniseinbußen und Problemen in der Merkfähigkeit. Diese können (in ausgeprägter Form) zu Lernproblemen und Leistungsabfall in der Schule führen. Manchmal können betroffene Kinder in einem ruhigen Umfeld schulische Leistung erbringen, die dann unter Druck während einer Prüfungssituation nicht mehr abrufbar sind. Derartige kognitive Blockaden können ebenso ein Indiz für eine Angststörung sein (Klicpera et al., 2019).

Nicht nur die Konzentration und Gedächtnisfunktion, sondern auch die Wahrnehmung der Kinder kann beeinträchtigt sein. Oft kommt es zu einem negativen Selbstschema, das bedeutet, dass die eigene Person fast ausschließlich als schlecht und mangelhaft empfunden wird. Schlechte selbstbezogene Attribute werden wesentlich wahrscheinlicher wahrgenommen, während positive Eigenschaften und Rückmeldungen von außen verdrängt werden. Probleme zeigen sich zusätzlich in der Entscheidungsfindung, da betroffene Kinder unentschlossen sind und bereits aufgrund von kleinen Entscheidungen Frust empfinden.

4.3.1.5   Motorische Agitiertheit

> Igelino zeigt eher das Gegenteil einer motorischen Agitiertheit, diese kann jedoch ebenso vorkommen. Emotionale Unsicherheit führt bei manchen Kindern auch zu körperlicher Unruhe oder zum Spielen des „Klassenclowns".

Im Gegenteil zu der typischen Verlangsamung und Antriebslosigkeit von depressiven Kindern kann es in einzelnen Fällen auch zu einer starken motorischen Agitiertheit kommen. Die Kinder sind zappelig, können nicht mehr still sitzen und zeigen einen vermehrten Antrieb. Dieses Verhalten ähnelt der Aufmerksamkeitsdefizit- und Hyperaktivitätsstörung(ADHS)-typischen Hyperaktivität, wird jedoch von anderen depressiven Symptomen begleitet. Beschleunigte Handlungsabläufe gehen einher mit einer spürbaren Selbst-unsicherheit und Unruhe des Kindes (Klicpera et al., 2019).

4.3.1.6   Psychosomatische Symptome

> Igelino hat keinen Appetit mehr und die Freude am Essen verloren. Er äußert keine Schmerzen, wobei vor allem Bauch- oder Kopfschmerzen bei Kindern mit Depressionen häufig geäußert werden.

Die bereits oben genannten „maskierten" Symptome einer kindlichen Depression äußern sich vor allem im psychosomatischen Bereich. Die Psychosomatik ist die Lehre des wechselseitigen Einflusses des seelischen Zustands und des menschlichen Körpers. Es können somit durch eine Depression physische Symptome hervorgerufen werden. Ebenso ist es möglich, dass ein Mensch aufgrund von körperlicher Erkrankung depressiv wird. Kinder zeigen psychosomatische Symptome häufiger als Jugendliche und Erwachsene. Das mag vor allem daran liegen, dass sie ihre Emotionen weniger gut verbal ausdrücken können und die eigenen Gefühle noch seltener verstehen und reflektieren können.

Der gesamte Magen-Darm-Trakt kann bei einer depressiven Episode betroffen sein. Verminderter Appetit bis hin zu gänzlicher Essensverweigerung kann bei zahlreichen Kindern beobachtet werden. Manchen schmeckt die Nahrung schlichtweg nicht mehr, andere bekommen bei der Nahrungsaufnahme Gefühle der Übelkeit oder Magenschmerzen. Auch vermehrtes Essen kann ein Merkmal einer depressiven Verstimmung sein. Es wird oftmals als Versuch, eine „innere Leere" zu füllen, interpretiert. Zusätzlich sind Verstopfungen bei Kindern ein häufig auftretendes Phänomen. Das kann in manchen Fällen zu Entwicklungsrückschritten wie dem Kontrollverlust über Stuhl (Enkopresis) und/oder Harn (Enuresis) führen. Das Einkoten oder Einnässen wiederum hat oftmals zahlreiche negative Auswirkungen auf das soziale Umfeld. Die Kinder werden von Geschwistern oder Mitschüler*innen verspottet, von Eltern aufgrund der Verschmutzung ermahnt oder geschimpft und leiden unter immensen Schamgefühlen (Benecke, 2014).

Ebenfalls zur Gruppe der psychosomatischen Symptome zählen Schmerzen aller Art. Kopfschmerz, Bauchschmerz, Rückenschmerz – häufig kann keine körperliche Ursache für das Schmerzempfinden der Kinder gefunden werden. Die sog. „Somatisierung" (also die Umwandlung von psychischem zu körperlichem Schmerz) kommt auch bei Jugendlichen und Erwachsenen noch vor. Die Leidenszustände sind zumeist für die Betroffenen nicht erklärbar. Körperliche oder medikamentöse Therapien werden begonnen, bringen jedoch nicht den erwünschten Heilungserfolg. In solchen Fällen ist es wichtig, auf den seelischen Zustand zu achten und eventuelle psychische Belastung zu bearbeiten.

Auch die erhöhte Neigung zu grippalen Infekten aufgrund eines geschwächten Immunsystems konnte bereits wissenschaftlich nachgewiesen werden. Die negative Einwirkung von psychischem Stress auf das Immunsystem wird auch als „Psychoneuroimmunologie" bezeichnet. Fällt Ihnen also auf, dass Ihr Kind immer häufiger krank wird und es keine körperliche Erklärung dafür gibt, kommt eine belastete Psyche als Ursache der Immunschwäche in Frage.

Ein weiteres, typisches körperliches Symptom einer kindlichen Depression sind Schlafstörungen. Es kann zu Problemen beim Ein- oder Durchschlafen kommen. Viele Kinder haben bereits Angst davor, ins Bett zu gehen, da sie sich plötzlich wieder vor Dunkelheit und dem nächtlichen Alleinsein fürchten. Auch das nächtliche Erwachen ist bei einer Depression keine Seltenheit. Belastende, furchteinflößende oder betrübende Träume lassen viele Kinder aus dem Schlaf schrecken. Diese Träume können auch tagsüber auf die betroffenen Kinder nachwirken und ein Anlass zum Grübeln oder zur Sorge sein. Insbesondere im Vorschulalter ist die Gedankenwelt der Kinder noch magisch, d. h. sie glauben noch an Monster, Hexen und andere böse Unterweltgestalten. Ein Schatten im Zimmer, ein knarrendes Geräusch – viele Kinder können Realität und Fantasie noch nicht ausreichend differenzieren, um sich in der Dunkelheit sicher zu fühlen (Benecke, 2014).

Ob Ihr Kind tatsächlich an einer depressiven Störung leidet, können nur Fachärztinnen für Psychiatrie, Psychologinnen oder Psychotherapeutinnen feststellen. Viele der oben genannten Symptome können vereinzelt und in einem geringeren Ausmaß bei gesunden Menschen vorkommen. Bei Verdacht auf eine psychische Erkrankung ist es wichtig, diese professionell abklären zu lassen, um dem betroffenen Kind allenfalls die notwendige Unterstützung zukommen lassen zu können.

4.3.2   Verlaufsformen

Der Verlauf von depressiven Episoden kann sehr unterschiedlich sein. Je nach Dauer, Intensität und Ausprägung der Symptome kann zwischen verschiedenen Schweregraden einer Depression unterschieden werden. Das ICD-10 klassifiziert je nach vorhandener Symptomatik eine leichtgradige, mittelgradige oder schwergradige depressive Episode.

Die Symptomatik einer leichtgradigen depressiven Episode wurde bereits in Abschn. 4.3 ausführlich beschrieben. Durch die bestehenden Symptome kommt es für Betroffene bereits zu Schwierigkeiten, den Alltag normal zu bewältigen. Gewohnte Aktivitäten werden jedoch noch nicht gänzlich aufgegeben.

Menschen, die unter einer mittelgradigen depressiven Episode leiden, haben erhebliche Schwierigkeiten in der Alltagsbewältigung. Häufig kommt es zur sozialen Isolation und beruflichen Problemen. Familiäre und freundschaftliche Beziehungen leiden unter der Antriebslosigkeit und depressiven Verstimmung der Betroffenen.

Bei einer schwergradigen Depression sind die Symptome größtenteils sehr stark ausgeprägt. Es kommt zu einem Verlust des Selbstwertgefühls und zu ausgeprägter Verzweiflung. Das Suizidrisiko ist massiv erhöht und die Bewältigung von alltäglichen Tätigkeiten ist fast nicht mehr möglich für die Betroffenen. Viele verlieren ihren Job oder wichtige soziale Beziehungen.

Eine schwergradige depressive Episode tritt zusätzlich vermehrt mit einem somatischen Syndrom auf. Ein somatisches Syndrom ist eine Sonderform einer depressiven Episode, die vor allem durch zusätzliche körperliche Symptome gekennzeichnet ist. Bei schwergradiger depressiver Symptomatik können auch psychotische Symptome (Wahnvorstellungen, Halluzinationen) hinzukommen. Nähere Informationen zum somatischen Syndrom und zu psychotischer Symptomatik bei Depressionen finden Sie im Kap. 8.

5

Wie entsteht eine Depression?

Wie bereits erwähnt, wird in der Psychologie stets von einem biopsycho-sozialen Modell ausgegangen. Es gibt einige Risikofaktoren (Benecke 2014), die die Entstehung einer depressiven Episode begünstigen können.

5.1 Risikofaktoren

5.1.1 Psychischer Stress

> Igelino betrauert den Tod seines Großvaters. Das Versterben von nahen An-gehörigen ist ein belastendes Ereignis für Kinder und Erwachsene. Es ist daher wichtig, mit den Kindern auch über eigene Gefühle zu sprechen und sie nicht mit ihrer Trauer allein zu lassen.

Ein bekannter Risikofaktor für die Entstehung einer Depression ist psycho-sozialer Stress. Die Belastung durch veränderte Lebensumstände und kritische Ereignisse wie beispielsweise durch den Tod einer geliebten Person, Trennung, Scheidung oder Trauma durch Unfälle, Verletzungen und Gewalt sind häufig fördernde Bedingungen einer depressiven Störung.

L. Pongratz, *Igelino lacht nicht mehr*, https://doi.org/10.1007/978-3-662-64429-4_5

5.1.2 Sozioökonomische Bedingungen

Igelino scheint aus einer liebevollen, umsorgenden Familie zu kommen. Aus der Geschichte geht nicht hervor, ob die Eltern vielleicht finanzielle Probleme haben und darum keine geistigen Ressourcen haben, um auf die Trauer ihres Kindes einzugehen. Häufig steht auch die eigene Trauer so stark im Vordergrund, dass keine emotionale Unterstützung des Kindes möglich ist. Hier gilt: Je gebildeter die Eltern sind, desto eher werden sie sich über die Erkrankung ihres Kindes informieren und eine Ressource darstellen. Mit Bildung ist kein universitärer Bildungsgrad gemeint, sondern das Vermögen, sich Wissen anzueignen und umzusetzen.

Ein wichtiger Faktor, um eine Depression zu vermeiden, sind sozioökonomische Bedingungen. Begünstigend für die Entwicklung der Erkrankung sind insbesondere Arbeitslosigkeit, ein niedriges (Aus-)Bildungsniveau, wenig monetäre Ressourcen und das Fehlen von supportiven familiären Beziehungen. Vor allem der Mangel an einem sozialen Supportsystem kann eine längere Dauer und schwereren Verlauf einer depressiven Störung verursachen.

5.1.3 Elterliche Erziehung

Die Geschichte von Igelino gibt keine genaueren Informationen zum Erziehungsstil der Eltern. Klar ist jedoch, dass sie bei zunehmend schlechtem Zustand des kleinen Igels reagieren, auf seine Gefühle und Wünsche eingehen und sich die Zeit nehmen, ihn zu unterstützen. Der Selbstwert von Kindern entwickelt sich vor allem durch bedingungslos liebevolles erzieherisches Handeln und die Förderung von Autonomie. Es gibt hier kein richtig und falsch. Wichtig ist, dass Kinder Grenzen und Regeln kennen, in einem sicheren Rahmen lernen und wachsen dürfen und sich sicher sein können, immer geliebt und unterstützt zu werden.

Menschen mit depressiver Störung berichten oft von einer wenig liebevollen und wertschätzenden Erziehung. Der Erziehungsstil ist meist geprägt durch Überbehütung der Mutter (oder beider Elternteile) und durch starke Kontrolle sowie geringe emotionale Zuwendung.

5.1.4 Genetische Veranlagung

Papa Igel erzählt der weisen Eule, dass er selbst einmal sehr traurig war. Es liegt somit in der Familie bereits eine genetische Häufung von emotionalen Problemen vor. Kinder lernen von ihren Eltern, wie sie mit Gefühlen umgehen können. Es kommt hier somit einerseits eine angeborene Komponente, andererseits aber auch das Beobachten von einem depressiven Familienmitglied zu tragen.

Leidet ein oder mehrere biologische Verwandte an einer Depression, nimmt die Wahrscheinlichkeit, selbst zu erkranken, zu. Wenn beide Elternteile depressiv sind oder waren, erhöht sich das Risiko auf bis zu 50 % (Strober et al. 1995). Es wird teilweise von einer genetischen Disposition, aber auch von einem Sozialisationsmodell ausgegangen. Eltern mit depressiver Störung zeigen sich im Umgang mit den eigenen Kindern weniger einfühlsam und haben einen stärkeren Fokus auf das Negative. Die Kinder werden in Familien mit depressiven Elternteilen weniger gelobt und mehr bestraft. Häufig fehlt ausreichend liebevolle Zuwendung.

5.1.5 Theorieansätze

Neben den genannten Risikofaktoren gibt es auch zahlreiche Theorien, die Erklärungsansätze für die Ursache einer Depression postulieren. Die gängigsten psychologischen Theorien werden im Folgenden kurz erklärt. Nähere Informationen zu den psychologischen Theorien finden Sie in Kap. 8.

Psychologische Theorien sind vielseitig und haben sicherlich alle ihre Berechtigung. Zumeist treffen mehrere Entstehungstheorien zu.

Jeder Mensch hat Bedürfnisse. Einerseits wollen wir materielle, physische und psychische Sicherheit genießen. Andererseits gibt es den Wunsch nach Wertschätzung, Anerkennung und ein Gefühl des Gebrauchtwerdens. Eine psychologische Theorie besagt, dass depressive Störungen insbesondere dann entstehen, wenn diese sog. narzisstischen Bedürfnisse nicht ausreichend gestillt werden.

Wie bereits beim Abschn. 5.1.3 Elterliche Erziehung kurz umschrieben, steht eine Überbehütung des Kindes in engem Zusammenhang mit der Entwicklung einer psychischen Erkrankung. Häufig wird den Kindern nicht das nötige Vertrauen geschenkt, alltägliche Dinge selbst zu übernehmen und somit eine altersadäquate Autonomie zu entwickeln. Solche Kinder lernen, dass sie ohne elterliche Unterstützung hilflos sind und entwickeln aus Verzweiflung und Ohnmacht heraus eine depressive Symptomatik.

Eine weitere Theorie beschäftigt sich mit dem elterlichen Einfluss hinsichtlich aufrechterhaltender Faktoren. Wenn ein Kind immer wieder starke Aufmerksamkeit über die depressive Erkrankung bekommt, eventuell dadurch sogar Vorteile gegenüber Geschwistern oder anderen Familienmitgliedern hat und sich dadurch vor jeglichen Verpflichtungen drücken kann, spricht man von einem subjektiven Krankheitsgewinn, der die Aufrechterhaltung einer Depression unterstützt. Die Rolle der Eltern ist oftmals eine schwierige, da es eine Herausforderung ist, eine passende Balance zwischen adäquater Unterstützung des Kindes und dem Überbehüten zu finden. Signalisieren Sie Ihrem Kind, dass Sie immer für es da sind, trauen Sie ihm aber auch etwas zu.

Persönlichkeiten sind unterschiedlich. Jeder, der mehr als ein Kind hat, weiß auch, wie sehr sie innerhalb einer Familie variieren können. Stellen Sie sich nun ein Baby vor, das ruhig ist, viel lächelt und Freude am Sozialisieren hat. Dieses Kind wird auch von seinem Umfeld eine gleichartige Reaktion bekommen und viele positive Erfahrungen mit Mitmenschen sammeln. Ebenso verhält es sich umgekehrt. Ein Schreibaby beispielsweise, dass die Eltern von Anfang an auf Trab hält und aufgrund von Krämpfen oder Unwohlsein gar nicht zu positiver Interaktion kommt, wird ebenso vom Umfeld als ermüdend und schwierig wahrgenommen werden. Diese negativen Reaktionen schlagen sich wiederum auf das Verhalten des Kindes nieder – ein Teufelskreis. Fachexpertinnen gehen davon aus, dass die Persönlichkeit und das Temperament bereits früh eine maßgebliche Auswirkung auf das weitere emotionale Erleben eines Kindes haben.

5.2   Differenzialdiagnosen

In der Psychologie (wie auch in der Medizin) kann es vorkommen, dass mehrere Symptome bei unterschiedlichen Störungsbildern feststellbar sind. Um keine falsche Diagnose zu stellen, müssen somit andere Erkrankungen gezielt ausgeschlossen werden. Bei einer depressiven Episode können einige Symptome auftreten, die auch bei anderen psychischen Störungen präsent sind. Im Folgenden wird ein kurzer Überblick über 2 häufige Differenzialdiagnosen gegeben. Diese können einer Depression zwar ähneln, sind jedoch klar abzugrenzen. Nähere Informationen zu weiteren Differenzialdiagnosen finden Sie in Kap. 8.

5.2.1   Anpassungsstörung

Wie der Name schon sagt, entwickelt sich die Störung durch den schwierigen Anpassungsprozess an eine neue Situation. Entscheidende Lebensveränderungen sind beispielsweise:

- Trauer, Trennung oder Scheidung
- Schuleintritt
- Eintritt in den Ruhestand
- Elternschaft
- Flucht oder Emigration
- Kündigung
- Misserfolge aller Art

Die Symptomatik einer Anpassungsstörung kann je nach Schweregrad, Alter und Art des Ereignisses variieren. Häufig ist eine kurze oder länger anhaltende depressive Reaktion vorherrschend. Es lässt sich stets eine psychosoziale Belastungssituation feststellen, auf die innerhalb eines Monats der Beginn der Symptomatik folgt. Gefühle der Angst, depressive Verstimmung, Anspannung, Besorgnis und Ärger sind typische Merkmale einer Anpassungsstörung.

Bei Kindern kann es auch zu regressivem Verhalten wie Einnässen, Einkoten, Babysprache oder Daumenlutschen kommen. Jugendliche zeigen auch häufig erhöhte Aggression oder dissoziales Verhalten während einer Trauerreaktion.

Eine Anpassungsstörung wird dann diagnostiziert, wenn die Kriterien für eine andere affektive Störung nicht ausreichend erfüllt sind. Dauern die Symptome länger als 6 Monate nach Ende der Belastung an, kann es sich um eine depressive Episode handeln (ICD-10 2016).

5.2.2   Bipolare affektive Störung

Eine weitere psychische Erkrankung, die das Gefühlsleben betrifft, ist die bipolare affektive Störung. Im Volksmund wird diese auch als manisch-depressive Störung bezeichnet. Sie ist charakterisiert durch mindestens 2 Episoden entweder hypomanischer, manischer oder depressiver Natur. Manische Symptome sind vor allem ein erhöhter Antrieb, waghalsiges und impulsives Verhalten und ein extremes Hochgefühl, das dann wieder in ein depressives Tief führt. Meist kommt es zu einem wiederholten Wechsel der depressiven und manischen Episoden, die aber auch nur zwischen Hypomanie (leichte manische Episoden) und Manie stattfinden können.

Es gibt viele weitere psychische Erkrankungen, die mit depressiven Symptomen einhergehen. Besonders häufig sind hier Angststörungen. Hat Ihr Kind ständig Ängste auszustehen, ist es nicht unwahrscheinlich, dass sich Niedergeschlagenheit und soziale Isolation einstellen. Auch bei Persönlichkeitsstörungen kommt es immer wieder zu depressiver Symptomatik. Die sozialen Schwierigkeiten, die sich durch eine auffällige Persönlichkeitsstruktur ergeben können, wirken sich direkt auf das Gefühlsleben von Kindern und Erwachsenen aus. Auch Kinder mit einem Aufmerksamkeitsdefizit werden häufig depressiv. Sie erleben ständig Misserfolge aufgrund der Konzentrationsprobleme und soziale Ablehnung und negative Kritik aufgrund des hyperaktiven Verhaltens.

6

Wer kann helfen?

6.1 Psychotherapie

6.1.1 Psychotherapie in Deutschland

Die psychotherapeutische Ausbildung in Deutschland setzt ein Magister- bzw. Masterstudium der Psychologie oder ein Medizinstudium voraus. Es gibt somit psychologische Psychotherapeuten und medizinische Psychotherapeuten.

In Deutschland sind derzeit 3 Psychotherapierichtungen durch den wissenschaftlichen Beirat Psychotherapie anerkannt und werden von den Krankenkassen rückerstattet.

- Systemische Therapie
- Verhaltenstherapie
- Analytische Psychotherapie bzw. tiefenpsychologisch-fundierte Psychotherapie

6.1.1.1 Systemische Therapie

Bei dieser Therapieform wird nicht nur das betroffene Kind selbst, sondern das gesamte soziale System in den Therapieprozess eingebunden. Es werden vielmehr die Beziehungen des Kindes zu Eltern, Geschwistern und Freunden als die Symptomatik des Einzelnen fokussiert und bearbeitet.

© Der/die Autor(en), exklusiv lizenziert an Springer-Verlag GmbH, DE, ein Teil von Springer Nature 2022
L. Pongratz, *Igelino lacht nicht mehr*, https://doi.org/10.1007/978-3-662-64429-4_6

Eine essenzielle Art der systemischen Therapie ist die systemische Familientherapie. Die betroffenen Familienmitglieder werden durch den Psychotherapeuten angeleitet, dysfunktionale Beziehungsmuster aufzudecken und zu bearbeiten. Die sozialen Beziehungen sollen verbessert werden, wodurch alle Individuen in dem besagten System ebenfalls eine Linderung ihrer Symptome erfahren (Benecke 2014).

Alle betroffenen Teilnehmerinnen der systemischen Familientherapie sind am Problem und an dessen Lösung beteiligt, indem Interaktionen untereinander hinterfragt werden. Gemeinsam werden Veränderungsmöglichkeiten erprobt und in den Therapiesitzungen reflektiert.

Insbesondere bei Kindern- und Jugendlichen mit psychischen Erkrankungen ist oftmals eine systemische Familientherapie indiziert. Viele problematische Verhaltensmuster und aufrechterhaltende Faktoren finden sich im System Familie. Deshalb ist es umso wichtiger, nicht nur beim Kind selbst, sondern auch bei den Eltern anzusetzen.

> Igelinos Familie ist durch den Tod des Großvaters belastet. Ebenso spielt die depressive Erkrankung von Papa Igel eine maßgebliche Rolle für die Symptome des kleinen Igels. Am Beispiel der Bildergeschichte zeigt sich gut, wie wichtig es ist, die Eltern in einen therapeutischen Prozess miteinzubeziehen. Indem auch Papa und Mama Igel geholfen wird und deren Beteiligung hinterfragt wird, kann das familiäre System gestärkt werden.

6.1.1.2 Verhaltenstherapie

Wie der Name schon sagt, beschäftigt sich die Verhaltenstherapie mit dem Verhalten der Menschen und arbeitet symptomorientiert. Sie basiert auf Lerntheorien und Theorien zur Konditionierung (nähere Informationen dazu finden Sie in Kap. 8).

Es wird davon ausgegangen, dass Verhalten erlernt wird. Das kann durch das Beobachten von Bezugspersonen, wie zum Beispiel der Eltern, erfolgen. Es ist aber auch möglich, dass ein Kind lernt, dass gewisses Verhalten sich lohnt. Dann wird es dieses Verhalten weiterhin oder sogar verstärkt zeigen. Das Gleiche gilt für Verhalten, das als wenig lohnend erscheint. Dieses wird vom Kind weniger oder gar nicht mehr gezeigt werden. Solche Prozesse finden teilweise auch unterbewusst statt.

Igelino hat miterlebt, dass sein Vater eine depressive Episode durchlebte. Er hat also am Modell „Papa" gelernt, wie er mit Zuständen der Traurigkeit, Hoffnungslosigkeit und Verzweiflung umgehen soll. Zeigt nun Papa Igel einen wenig positiven Umgang mit Emotionen, ist es für ein Kind wie Igelino wahrscheinlich, diese Art der Emotionsbewältigung zu übernehmen. Hier könnten in der Verhaltenstherapie gemeinsam alternative Strategien erlernt werden, mit negativen Gefühlen umzugehen. Zum Beispiel: Aktive Bearbeitung statt Verdrängung und die Förderung von Aktivität und Handlung statt sozialem Rückzug und Verzweiflung.

Die Verhaltenstherapie beschäftigt sich jedoch nicht nur mit erlerntem Verhalten, sondern auch mit der Kognition. Als Kognition bezeichnet man das Wahrnehmen, Denken, Schlussfolgern und Begreifen der Menschen. Bei psychischen Erkrankungen herrschen besonders häufig dysfunktionale Denkschemata oder kognitive Fehler vor, die verhaltenstherapeutisch durch kognitive Umstrukturierung verändert werden können.

Igelino äußert wiederholt negative Gedanken über sich selbst. In der Verhaltenstherapie wird bei diesen sog. negativen Selbstschemata angesetzt und versucht, diese zu verändern. Eine große Bedeutung kommt hierbei der Sprache zu. Wenn begonnen wird, positiv über sich selbst zu sprechen, folgen die Gedanken meist nach. Somit kann der gedankliche Fokus verändert werden und die Einstellung zu sich selbst wieder in ein positives Licht gerückt werden.

6.1.1.3 Analytische Psychotherapie/ Tiefenpsychologisch-fundierte Psychotherapie

Tiefenpsychologische Verfahren beschäftigen sich vor allem mit unbewussten, inneren Konflikten. Die psychoanalytische Theorie geht davon aus, dass frühe Traumata und negative Erfahrungen in der Kindheit oder individuellen Lebensgeschichte zu diesen Konflikten führen. Der Beziehung des Patienten zum Therapeuten kommt eine besondere Bedeutung zu.

Es wäre möglich, dass Igelino durch die mangelnde Zuwendung von Papa Igel in einer frühen Lebensphase traumatisiert wurde. Vielleicht konnte Papa Igel aufgrund seiner eigenen depressiven Episode nicht ausreichen emotional auf seinen Sohn reagieren. Dieser Konflikt könnte durch die therapeutische Arbeit mit der weisen Eule reinszeniert werden. Das heißt, Igelino projiziert seine Gefühle von Enttäuschung und empfundener Vernachlässigung auf die weise Eule, wodurch diese bewusst gemacht werden und aktiv bearbeitet werden können. Bei tiefenpsychologischen Verfahren steht die Bewusstwerdung von unbewussten Konflikten im Vordergrund.

6.1.2 Psychotherapie in Österreich

Psychotherapeuten in Österreich durchlaufen meist eine 2-phasige Ausbildung. Als Basis gilt das sog. Psychotherapeutische Propädeutikum, das zumeist an Universitäten der entsprechenden Institute angeboten wird und therapeutische Grundkompetenzen, Selbsterfahrung und Informationen über die einzelnen Therapierichtungen enthält. Ein Studium der Psychologie ist hierfür keine Voraussetzung.

In weiterer Folge wird ein Fachspezifikum der gewählten Therapieschule begonnen und unter steter Selbstreflexion abgeschlossen.

In Österreich gibt es insgesamt 23 unterschiedliche Therapiemethoden, die anerkannt sind. Diese sind in 4 methodische Übergruppen unterteilt:

- Tiefenpsychologisch-psychodynamische Zugänge
- Verhaltenstherapeutische Methoden
- Systemische Therapierichtungen
- Humanistisch-existenzielle Methoden

Da die anderen Übergruppen bereits in Abschn. 6.1.1 erklärt wurden, soll hier nur auf die *humanistisch-existenziellen Methoden* eingegangen werden. Diese bestehen aus theoretischen und praktischen Zugängen und beschäftigen sich immer mit der Ganzheitlichkeit des menschlichen Seins und nicht nur mit Teilaspekten wie erlerntem Verhalten oder dem Unterbewusstsein.

Der humanistisch-existenzielle Zugang fokussiert das Individuum als Ganzes. Das bedeutet, der Mensch steht im Vordergrund. Es wird die eigene Lebensgeschichte und Persönlichkeitsentwicklung thematisiert. Wichtig ist der stets positive Fokus und die Frage nach dem Sinn des Lebens.

> Igelino lernt von der weisen Eule, achtsam zu sein. Er achtet mehr darauf, wie er sich in gewissen Situationen fühlt und erkennt Grenzen. Sie bearbeiten gemeinsam wichtige Lebensereignisse und reinszenieren diese in Rollenspielen. Die weise Eule setzt stets einen positiven Fokus und rückt die Entwicklungsschritte des kleinen Igels in den Vordergrund.

6.1.3 Psychotherapie in der Schweiz

In der Schweiz gibt es je nach Kanton unterschiedliche Richtlinien zur psychotherapeutischen Ausbildung. Zumeist sind jedoch ein facheinschlägiges Studium und eine darauffolgende Psychotherapieausbildung vorgesehen. Es gibt verschiedene Verbände, die Psychotherapieausbildungen anbieten und die jeweiligen Psychotherapierichtungen evaluieren und aufnehmen.

Ebenso wie in Österreich sind in der Schweiz folgende Übergruppen der Psychotherapierichtungen anerkannt:

– Analytische Therapien
– Tiefenpsychologisch-fundierte Methoden
– Systemische Therapie
– Humanistische Psychotherapie

In der Schweiz kommen noch körperorientierte und kunstorientierte Methoden hinzu.

6.2   Klinische Psychologie in Österreich

Einen wesentlichen Beitrag zur psychologischen Diagnostik und Behandlung in Österreich leistet die klinische Psychologie. Anders als bei der Psychotherapieausbildung ist hierfür ein Masterstudium der Psychologie Grundvoraussetzung. Darauf folgt eine ausführliche praktische und theoretische Zusatzausbildung in der psychische Störungsbilder, Behandlungskonzepte, wissenschaftlich-fundierte Diagnostikverfahren und Interventionen erlernt werden. Für die Ausbildung wird die Arbeit mit allen Altersgruppen, die Zusammenarbeit mit einem multiprofessionellen Team und stete Supervision sowie Selbsterfahrung in unterschiedlichen Settings vorausgesetzt. Die Ausbildung wird von unterschiedlichen Instituten in Österreich angeboten und ist selbst zu bezahlen. Ebenso gibt es strikte Fortbildungsrichtlinien, damit die Berufsangehörigen stets am neuesten Stand der Forschung bleiben und sich aktuelle Diagnostik- bzw. Behandlungskonzepte aneignen können.

Klinische Psychologinnen sind in Österreich sowohl im niedergelassenen Bereich als auch in Institutionen tätig. Es gibt direkte Verträge mit den Krankenkassen, aber auch Wahlpsychologen. Ebenso ist die Ausbildung „Klinische Psychologie" die Voraussetzung für zahlreiche Weiterbildungen wie beispielsweise die Neuropsychologie oder Kinder-, Jugend- und Familienpsychologie.

Ein wesentlicher Arbeitsbereich, der klinischen Psychologen vorbehalten ist, ist die klinisch-psychologische Diagnostik. Durch eine biopsychosoziale Anamnese, das Durchführen von validierten Testverfahren und dem klinischen Eindruck wird eine klinisch-psychologische Diagnose erstellt. Zusätzlich sind Beratung und Behandlung im Einzel-, Paar-, oder Gruppensetting eine Teilaufgabe von klinischen Psycholog*innen.

Wie in vielen Bereichen ist die Zusammenarbeit in einem multiprofessionellen Team erstrebenswert. Der stete Austausch mit Fachärztinnen, Psychotherapeutinnen, Sozialarbeiterinnen, Ergotherapeutinnen und Logopädinnen stellt für die klinisch-psychologische Arbeit einen Mehrwert dar.

> Die weise Eule führt mit Igelinos Eltern und mit Igelino selbst ein ausführliches Gespräch. Dieses sog. Anamnesegespräch umfasst Informationen zu Vorerkrankungen, den Lebensumständen, Problemen und Ressourcen des kleinen Igels. Dann händigt sie den Igeleltern und Igelino Fragebögen aus, die sie ausfüllen sollen. Diese Fragebögen erfassen unterschiedliche Aspekte der Symptomatik. Die weise Eule stellt weitere Fragen, um mögliche andere psychische Erkrankungen auszuschließen. Zum Schluss fasst sie die Ergebnisse zusammen und kommt gegebenenfalls zu einer Diagnose. Nun klärt sie die Eltern und Igelino darüber auf, dass er unter einer Depression leidet und was das bedeutet. Sie verweist an einen Psychotherapeuten und an einen Facharzt für Kinder- und Jugendpsychiatrie, falls nötig. Zusätzlich führt sie mit Igelinos Eltern Beratungsgespräche, um sie im Umgang mit Igelino zu unterstützen und zu entlasten.

6.3 Psychiatrie

Eine weitere wichtige Fachrichtung zur Diagnostik und Behandlung ist die Fachrichtung Psychiatrie. Fachärztinnen für Psychiatrie durchlaufen zunächst ein Studium der Humanmedizin, um dann eine mehrjährige Facharztausbildung zu absolvieren. Im Anschluss kann eine Spezifikation der Altersgruppe vorgenommen werden. Im Kinder- und Jugendbereich kommt es häufig zur Zusammenarbeit mit Fachärztinnen für Kinder- und Jugendpsychiatrie.

Psychiater sind als Mediziner die einzige Berufsgruppe, die Medikamente verschreiben darf. Die medikamentöse Behandlung von Kindern und Jugendlichen ist stets ein heikles und umstrittenes Thema. Insbesondere bei psychiatrischen Störungsbildern kann diese jedoch Abhilfe schaffen und wird häufig angewandt, um den Beginn einer Psychotherapie zu ermöglichen und belastende Symptome zu vermindern.

Die weise Eule bemerkt, dass Igelino stark unter der Niedergeschlagenheit und Müdigkeit leidet. Er kann auch durch Psychotherapie nicht ausreichend unterstützt werden. Deswegen schickt die weise Eule Igelino zu Dr. Wolf, denn der kennt sich besonders gut mit Zauberkügelchen aus. Dr. Wolf lernt den kleinen Igel und die Igeleltern kennen, liest einen Brief der weisen Eule (Befund) und schreibt ein Rezept. Wenn Igelino regelmäßig die Zauberkügelchen schluckt, wird es ihm bald besser gehen. Alle paar Wochen besucht er Dr. Wolf und bespricht mit ihm, wie er sich fühlt.

6.3.1 Psychiatrische Behandlung bei depressiven Kindern

Als wirksam in der medikamentösen Behandlung von Depressionen bei Kindern und Jugendlichen haben sich die sog. „Selektiven Serotonin-Reuptake-Inhibitoren" (kurz: SSRI) erwiesen (Walkup 2017). Diese wurden in einer Studie gegen Placebos (wirkungslose Tabletten) getestet und konnten eine klare Verbesserung herbeiführen. Bei depressiven Menschen wird häufig ein Mangel an dem Hormon Serotonin festgestellt. SSRI hemmen die Wiederaufnahme des Hormons im synaptischen Spalt und steigern somit dessen Verfügbarkeit und Wirkungsstärke.

Zumeist dauert es einige Wochen, bis antidepressive Medikamente bei Kindern und Jugendlichen (auch bei Erwachsenen) Wirkung zeigen. Ebenso ist das Auftreten von Nebenwirkungen in 10–20% zu erwarten. Möglich sind vor allem Magen-Darm-Beschwerden, Gefühle der Unruhe, Kopfschmerzen und Schlafstörungen.

Die Einnahme von Psychopharmaka sollte stets von psychotherapeutischen oder klinisch-psychologischen Behandlungsmaßnahmen begleitet werden. Oftmals dauert es eine Weile, bis ein gut verträgliches Medikament und eine passende Dosierung gefunden wurde. Eine medikamentöse Einstellung ist jedoch häufig sehr entlastend für die Betroffenen, weshalb die Scheu davor abgelegt werden sollte.

7

Was können wir tun?

7.1 Psychologische Tipps im Umgang mit depressiven Kindern

Suchen Sie professionelle Hilfe

Igelinos Vater hat zunächst den Hausarzt der Familie aufgesucht, der jedoch kein Fachexperte auf dem Gebiet ist. Im Normalfall erkennt auch ein Allgemeinmediziner die Anzeichen einer depressiven Verstimmung – es ist jedoch wichtig, sich facheinschlägig Unterstützung zu holen. Die weise Eule steht in der Geschichte stellvertretend für eine Psychotherapeutin/Klinische Psychologin. Bei Bedarf einer zusätzlichen medizinischen Behandlung verweisen diese an Fachärztinnen für Kinder- und Jugendpsychiatrie.

Wenn Sie mehrere der bereits genannten Anzeichen einer Depression bei Ihrem Kind feststellen, ist es wichtig, sich nicht bloß auf Vermutungen zu stützen. Vereinbaren Sie einen Termin mit Fachexpertinnen, die sie beraten und ihnen weiterhelfen können.

Auf folgenden Websites finden Sie Unterstützung: www.boep.at
www.kinderpsychiater.org
www.therapie.de
www.psychotherapie.at
www.oegkjp.at
www.sgkjpp.ch

© Der/die Autor(en), exklusiv lizenziert an Springer-Verlag GmbH, DE, ein Teil von Springer Nature 2022
L. Pongratz, *Igelino lacht nicht mehr*, https://doi.org/10.1007/978-3-662-64429-4_7

Bleiben Sie geduldig

> Igelinos Eltern versuchen, seinen Gefühlen Verständnis entgegenzubringen, machen keine Schuldzuweisungen und unterstützen, so gut sie können. Dieser emotionale, nicht wertende Support stellt eine wichtige Ressource für Igelinos Genesungsprozess dar.

Oft ist das leichter gesagt als getan. Ihr sonst so fröhliches und aktives Kind zeigt sich nur mehr negativ, müde und griesgrämig. Sie würden so gerne helfen und neigen dazu, gut gemeinte Ratschläge zu erteilen. „Kopf hoch", „Das wird schon wieder" oder gar „Reiß dich zusammen" sind Aussprüche, die Ihrem Kind nicht weiterhelfen werden, sondern es zusätzlich unter Druck setzen könnten. Geben Sie Ihrem Kind Zeit und versuchen Sie, auch Rückschläge mit Fassung zu tragen. Eine Depression ist häufig kein linearer Prozess. Machen Sie sich immer wieder bewusst, dass der Heilungsprozess Zeit braucht. Rückschläge bedeuten nicht, dass keine positive Veränderung stattfindet.

Hören Sie zu

> Igelino hat Schwierigkeiten dabei, sich seinen Eltern zu öffnen. Er hat Angst, die Trauer zu thematisieren, da er merkt, wie traurig Papa und Mama Igel darüber sind, dass der Großvater verstorben ist. Nach der Intervention der weisen Eule fällt es der Familie leichter, sich über ihre Gefühle auszutauschen und die gemeinsame Aufarbeitung kann beginnen. Oftmals schafft ein professioneller Denkanstoß die notwendige Klarheit, um Heilungsprozesse anzuregen.

Indem Sie Ihrem Kind Raum geben und unvoreingenommen zuhören, merkt es, dass Sie da sind. Die wahrgenommene Unterstützung durch Familienmitglieder und Freunde wird Ihrem Kind guttun und das Vertrauen stärken. Scheuen Sie sich nicht davor, auch eigene Gefühle und Gedanken in Worte zu fassen. Sie zeigen ihrem Kind somit, dass auch Sie betroffen sind und es nicht allein ist. Ihr Kind lernt von Ihnen, wie es mit Emotionen umgehen soll.

Verstärken Sie Positives

> Igelino ist gänzlich lustlos und abgeneigt, aktiv zu werden. Er möchte weder mit seinem Freund spielen noch in der Schule lernen. Appetitlosigkeit und Schlafstörungen machen sich bemerkbar. Er ist jedoch bereit, mit Papa Igel den Hausarzt und in weiterer Folge die weise Eule aufzusuchen. Der Weg dorthin führt sie zu durch einen schönen Wald. Hier könnte ein positiver Fokus gesetzt werden: Igelino bewegt sich an der frischen Luft, er ist aktiv und in der Natur. Oftmals sind es die kleinen Dinge, die hervorgehoben werden müssen, um positives Denken zu fördern.

Das Auf- und Ab einer depressiven Episode ist nicht nur von negativen und pessimistischen Wesenszuständen geprägt. Wenn Ihr Kind ein positives Gefühl äußert, ist es wichtig, dieses durch Zuspruch zu verstärken. „Ich freue mich, dass dir das Spiel Spaß macht. Wir können es gerne wieder spielen, wenn du möchtest." Verknüpfen Sie die gegenwärtige positive Erfahrung mit guten Aussichten in der Zukunft. Zeigen Sie Ihrem Kind, dass es auch gewinnbringende Aktivitäten gibt und soziale Interaktionen Spaß machen können. Setzen Sie Fokus auf Kleinigkeiten – es gibt immer etwas Positives, woran Sie sich festhalten können.

Achten Sie auf eigene Ressourcen

> Igelinos Eltern haben selbst Probleme, ihre Trauer zu verarbeiten. Es wäre ebenso wichtig, Elternteile in therapeutische Prozesse miteinzubeziehen. Papa und Mama Igel könnten sich selbst psychotherapeutische Unterstützung holen. Andere Möglichkeiten wären das entlastende Gespräch in der Familie oder mit Freunden, das Ausleben von entspannenden Hobbies oder die gemeinsame Aktivität in der Natur und an der frischen Luft.

Die Begleitung eines depressiven Kindes kann sehr herausfordernd sein. Viele Eltern kommen an ihre emotionalen Grenzen. Geben Sie nicht nur Acht auf Ihr Kind, sondern auch auf sich selbst. Sie können Ihr Kind nur unterstützen, wenn es Ihnen selbst gut geht und Sie Ressourcen zur Verfügung haben. Im Klartext heißt das: Nehmen Sie sich eine Auszeit, wieder Energie zu tanken. Holen Sie sich Unterstützung durch eine Selbsthilfegruppe und tauschen Sie sich mit betroffenen Angehörigen aus. Wenn Sie auch andere Kinder haben, ist es wichtig darauf zu achten, dass sich diese nicht vernachlässigt fühlen. Planen Sie beispielsweise einmal eine Aktivität ausschließlich mit einem Geschwisterkind ein, um auch dessen Bedürfnissen Raum zu geben. Tauschen Sie sich mit Pädagoginnen und Behandlerinnen aus. Achten Sie auf Ihren eigenen seelischen Zustand. Machen Sie Yogakurse, Meditationstechniken oder Entspannungsübungen.

Auf diesen Websites finden Sie Selbsthilfegruppen:
www.nakos.de
www.selbsthilfe.at
www.bundesverband-selbsthilfe.at
www.selbsthilfeschweiz.ch

Motivieren Sie Ihr Kind

> Igelinos Eltern könnten mehrere Versuche unternehmen, den kleinen Igel zu
> Aktivität zu motivieren. Das gemeinsame Kochen des Lieblingsessens, das Lesen
> einer lustigen Geschichte, ein Ballspiel an der frischen Luft: Das sind nur einige
> Möglichkeiten. Wichtig ist hier vor allem das gemeinsame Erlebnis.

Ein Ausflug in den Tierpark, das Planschen im Schwimmbad oder ein Besuch
des Kindermuseums – machen Sie Ihrem Kind stets aktivierende Angebote,
auch, wenn es diese zunächst kategorisch ablehnt. Wenn sich Ihr Kind noch
nicht für die Außenwelt bereit fühlt, gibt es auch am Wohlfühlort zu Hause
viele Möglichkeiten, aktiv zu sein. Gestalten Sie Bilder, schreiben Sie Ge-
schichten, erfinden Sie Rollenspiele: Je nach Alter und Interessen Ihres Kindes
sind Ihrer Kreativität keine Grenzen gesetzt. Lassen Sie sich von Ablehnung
nicht entmutigen, setzen Sie Ihr Kind aber auch nicht unter Druck, indem
Sie darauf mit Enttäuschung reagieren. Auch kleine Schritte sind ein Erfolg!
Beispiele für mögliche Aktivitäten finden Sie im Abschn. 7.2
Ressourcenübungen.

Stärken Sie den Selbstwert Ihres Kindes

> Igelino fühlt sich minderwertig und äußert bei der weisen Eule, dass er „schlecht"
> sei. Es wäre möglich, dass er durch die depressive Episode des Vaters wenig Raum
> hatte, sich emotional zu entwickeln. Vielleicht waren Papa und Mama Igel mit
> ihren eigenen Problemen beschäftigt und konnten weniger auf seine Bedürf-
> nisse eingehen. Auch die mangelnde Förderung der Autonomie spielt eine Rolle.
> Hat Igelino die Möglichkeit bekommen, alltägliche Dinge zu lernen und selbst zu
> übernehmen, oder befindet er sich in einer Art Abhängigkeit, die ihn „klein"
> hält? Kinder wollen lernen und selbstständig werden, wenn wir Ihnen Vertrauen
> und die notwendige Unterstützung zukommen lassen. Nur, wer Heraus-
> forderungen meistert, kann wachsen.

Das beste Erfolgsrezept für einen gesunden Selbstwert Ihres Kindes besteht
aus qualitätvoller, gemeinsamer Zeit, wohlwollender und unterstützender Erziehung und der Hilfestellung, in einem geschützten Raum selbstständig zu
werden. Jedes Kind hat Stärken und Talente, die positiv hervorgehoben werden können. Unterstützen Sie die bereits vorhandenen Fähigkeiten Ihres Kindes durch positiven Zuspruch und ermutigen Sie Ihr Kind, sich auch an Din-
gen zu versuchen, die es noch nicht so gut beherrscht. Oft ist es nicht leicht,
die richtige Balance zu finden, ohne Druck auszuüben. Hat Ihr Kind dann

jedoch etwas geschafft, wofür es sich anstrengen musste, wird es umso stolzer sein. Das Überwinden von Hürden stärkt den Selbstwert. Im Anschluss finden Sie einige Ressourcenübungen, die Ihr Kind bei der Entwicklung eines adäquaten Selbstwertgefühls unterstützen können. Die Basis ist jedoch immer die empfundene bedingungslose Liebe und Anerkennung der Erziehungspersonen.

7.2   Ressourcenübungen

Um den Selbstwert Ihres Kindes zusätzlich zu stärken und eventuelle negative Denkmuster zu durchbrechen, gibt es bestimmte Übungen, die Sie mit Ihrem Kind (oder im Kreis der gesamten Familie) durchführen können. Die folgenden Ressourcenübung haben sich in meiner Arbeit als Schulpsychologin insbesondere bei depressiven Verstimmungen bewährt.

7.2.1   Die Ermutigungsdusche

Sie benötigen: Papier und Stifte, Zeit im Kreise der Familie.

- Setzen Sie sich mit Ihrer Familie (auch im Freundeskreis und bei Kinderparties möglich) an einen Ort, wo sie es bequem und ruhig haben und wo sich alle wohlfühlen können.
- Bestimmen Sie eine Person, die heute eine Ermutigungsdusche bekommt. Das kann durch Auszählen, Eigenschaften (Größe, Alter, Augenfarbe) oder durch ein kleines Aufwärmspiel (UNO, Würfeln) geschehen. Vergewissern Sie sich, dass immer jemand anderer drankommt, um Neidgefühle untereinander zu vermeiden.
- Die Person die ausgewählt wurde, setzt sich in die Mitte oder ans Ende des Tisches. Nun darf jedes Familienmitglied überlegen, was an der Person besonders toll und positiv ist. Auch mehrere Nennungen sind erlaubt. Es sind nicht nur Eigenschaften, sondern auch tolle Dinge, die die Person getan oder erreicht hat, möglich. Kindern, die noch nicht schreiben oder lesen können, werden die Ermutigungen direkt gesagt oder vorgelesen.
- Alle Zettel kommen in einen Hut und nun darf die Person in der Ermutigungsdusche ziehen und laut vorlesen. Durch den positiven Zuspruch von den Familienmitgliedern wird nicht nur das eigene Selbstbild in ein besseres Licht gerückt, sondern auch die Fremdwahrnehmung durch die anderen.

- Ziel der Übung soll sein, dass ein negatives Selbstbild hinterfragt wird.

„Vielleicht bin ich gar nicht so schlecht, wie ich geglaubt habe?"

7.2.2   Der Name der positiven Eigenschaften

Sie benötigen: Buntes Papier, eine Schere, Klebstoff, dicke Filz- oder Bunt-stifte und verschiedene Aufkleber oder Sticker zum Verzieren.

> **Tipp**
>
> Diese Übung ist erst möglich, wenn Ihr Kind schon schreiben und lesen kann.

- Schaffen Sie eine ruhige und angenehme Atmosphäre mit Ihrem Kind und schreiben Sie gemeinsam vertikal seinen/ihren Namen auf ein Blatt Papier.
- Überlegen Sie sich dann gemeinsam positive Eigenschaften zu den jeweili-gen Buchstaben. Lassen Sie zunächst Ihr Kind überlegen, geben Sie ihm/ihr Zeit und unterstützen Sie erst, wenn ihr/ihm nichts mehr einfällt.

Beispiel:

NATÜRLICH

INTELLIGENT

NETT

AMÜSANT

- Besprechen Sie gemeinsam die positiven Eigenschaften (auch Handlungen sind möglich) und heben Sie Ihren Stolz und Ihre Zuneigung als Elternteil (oder Oma, Onkel etc.) hervor.
- Gestalten Sie zusammen ein buntes Plakat mit dem Namen und den Eigenschaften. Lassen Sie ihr Kind das Kunstwerk verzieren und bemalen wie es möchte und suchen Sie einen passenden Platz, um es aufzuhängen.
- Ziel der Übung ist, selbst die eigenen guten Seiten zu erkennen und bild-nerisch stets daran erinnert zu werden.

7.2.3   Das Glückstagebuch

Sie benötigen: Notizbüchlein, bunte Stifte.

> **Tipp**
>
> Um diese Ressourcenübung durchzuführen, benötigen Sie ein Notiz-
> büchlein. Sie können ein Tagebuch kaufen, jedoch auch gemeinsam mit
> Ihrem Kind basteln.
>
> Verwenden Sie buntes Papier und binden Sie dieses mit Wollfäden
> oder einer Schnellheftklammer zu einem Büchlein. Lassen Sie Ihr Kind
> den Einband nach eigenen Wünschen gestalten.

- Nehmen Sie sich möglichst jeden Abend Zeit, mit Ihrem Kind gemeinsam den vergangenen Tag zu besprechen. Lassen Sie Ihr Kind von allen Ereignissen erzählen, die es beschäftigen.
- Versuchen Sie zusammen, den Fokus auf die schönen Erlebnisse des Tages zu legen, auch wenn Ihr Kind zunächst meint, es hätte diese nicht gegeben. Fragen Sie geduldig nach, ohne Ihrem Kind die gewünschte Antwort in den Mund zu legen.
- Schreiben Sie nun das Datum des Tages in das Notizbüchlein und lassen Sie Ihr Kind das freudige Erlebnis oder Gefühl hineinschreiben. Sollte Ihr Kind noch nicht schreiben können, kann es auch eine Zeichnung anfertigen. Wichtig ist, dass es selbst das Büchlein füllt.
- Ziel der Übung ist es, sich regelmäßig gemeinsame Zeit zu nehmen und dem Kind Raum zu bieten, zu erzählen. Ebenso werden positive Erlebnisse fokussiert und festgehalten.
- Das Glückstagebuch ist ein schönes Erinnerungsstück an gute Zeiten und kann immer wieder gemeinsam durchgesehen werden. Wenn von Kindern die Vergangenheit, Gegenwart und Zukunft nur negativ gesehen wird, kann es nützlich sein, derartige Denkmuster abzulegen.

7.2.4 Die Fantasiereise

Sie benötigen: Einen ruhigen, gemütlichen Ort und die eigene Fantasie.

> **Tipp**
>
> Diese Übung soll ihr Kind entspannen und ein positives Gefühl durch die eigene Vorstellungskraft vermitteln.

- Finden Sie mit Ihrem Kind einen gemütlichen Ort, wo es gut sitzen oder liegen kann. Wenn es möchte, kann es die Augen schließen.
- Begeben Sie sich nun mit Ihrem Kind auf eine Reise in Ihre Fantasie. Führen Sie es an einen Ort, den es sich schön vorstellt oder an dem es sich schon wohl gefühlt hat.

Beispiel:

„Stell dir einmal vor, wir fahren wieder auf die Almhütte im Wald. Es ist Sommer und die Sonne kitzelt auf deiner Nase. Dir ist warm und du kannst barfuß laufen. Die Kühe auf der Weide grasen und du kannst sie streicheln. Du freust dich schon auf das Frühstück, weil du dann wieder frische Milch vom Bauernhof holen kannst."

Bauen Sie folgende Bausteine ein:
Wo bin ich?
Wie fühle ich mich?
Was spüre, rieche, schmecke, höre ich?
Wohin gehe ich?
Woran denke ich?

- Wenn Sie Schwierigkeiten mit dem freien Erzählen haben, können Sie sich auch Stichwörter der Fantasiereise im Vorhinein zusammenschreiben.
- Wichtig ist, dass nur Sie sprechen und Ihr Kind sich auf das Gehörte konzentriert.
- Führen Sie Ihr Kind am Ende der Fantasiereise sanft wieder in die Realität zurück und lassen Sie es das Gehörte/Gefühlte malen und/oder besprechen sie es gemeinsam.

7.2.5   Das ABC des Positiven

Sie benötigen: Einen ruhigen Ort und eventuell buntes Papier und Stifte.

> **Tipp**
>
> Diese Übung kann regelmäßig wiederholt werden und soll die Gedankenwelt Ihres Kindes in ein positives Licht rücken.
> Zur Durchführung dieser Übung sollte Ihr Kind bereits das Alphabet beherrschen.

Setzen Sie sich gemeinsam hin und finden Sie für jeden Buchstaben des Alphabets einen Menschen, Gegenstand, Situation oder Eigenschaft, die Ihnen und Ihrem Kind Freude bereitet

> **Beispiel:**
>
> **A**m Abend essen wir gemeinsam Hühnchen.
> **B**ei Oma fühle ich mich wohl.
> **C**lara ist eine liebe Freundin von mir.
> **D**ie Katze hat ein weiches Fell.
> **Ei**nmal hatte ich eine 1 in der Mathearbeit.
> **F**rösche sind meine Lieblingstiere.

Wenn Sie möchten, können Sie die Sätze (es sind auch nur Wörter oder Namen möglich) auf ein Blatt Papier schreiben und es von Ihrem Kind verzieren lassen. Eingerahmt ergibt es ein kreatives Kunstwerk, dass Ihrem Kind immer wieder die positiven Seiten des Lebens vor Augen hält.

7.2.6   Der innere Tresor

Sie benötigen: Einen ruhigen Ort, an dem Sie und Ihr Kind sich entspannen können.

> **Tipp**
>
> Diese Übung hat zum Ziel, negative Gedanken und Erlebnisse, die ihr Kind andauernd belasten, gedanklich wegzuschließen. Es soll die Möglichkeit bieten, auf andere Gedanken zu kommen und dem Gedankenkreisen und Grübeln entgegenzuwirken.

- Leiten Sie Ihr Kind an, sich einen Tresor oder eine Truhe vorzustellen. In diese Truhe kommen alle Gedanken und schlechte Erlebnisse, die Ihr Kind belasten. Gehen Sie jede einzelne Situation und Gedanken mit Ihrem Kind durch und weisen Sie es an, das Negative in die Truhe zu legen.
- Sind alle schlechten Gedanken und belastenden Ereignisse im Tresor, hat Ihr Kind die Möglichkeit, ihn zu verschließen. Sagen Sie Ihrem Kind, dass es den Tresor jederzeit wieder aufschließen kann, wenn es das möchte.

Beispiel:

„Heute war meine Schwester gemein zu mir."
„Meine Großmutter ist gestorben."
„Ich fühle mich schlecht und nichtsnutzig."

Sollte es Ihrem Kind zunächst schwerfallen, auf negative Gedanken oder Ereignisse zu kommen, können Sie in der Übung selbst etwas Negatives verschließen. Nehmen Sie zunächst selbst teil, um Ihrem Kind den Einstieg in die Übung zu erleichtern. Im Anschluss sollten Sie jedoch Ihrem Kind die Kontrolle über den Tresor übergeben.

7.2.7 Progressive Muskelentspannung für Kinder

Sie benötigen: Eine Anleitung zur progressiven Muskelentspannung zum Vorlesen oder eine CD.

Tipp

Edmund Jacobson ist der Erfinder der progressiven Muskelentspannung. Die Übung zur Entspannung wirkt sowohl bei Kindern und Erwachsenen nicht nur auf das Stressempfinden, sondern hat auch eine starke positive Auswirkung auf den menschlichen Körper.

- Richten Sie für Ihr Kind einen bequemen Platz zurecht, wo es bequem sitzen oder liegen kann. Wenn es möchte, kann es die Augen schließen.
- Lesen Sie nun die progressive Muskelentspannung vor oder legen Sie die entsprechende CD ein. Für Kinder empfiehlt sich insbesondere ein Hörspiel, da sie sich darauf gut einlassen können.
- Bücher mit Anleitungen und CDs finden Sie in jedem Buchhandel oder zum Bestellen auf Amazon.

- Als Entspannungsverfahren für Kinder sind zusätzlich autogenes Training, Imaginationsübungen und Fantasiegeschichten zu empfehlen.

Empfehlung

Audio CD: Entspannung für Kinder: Autogenes Training – Muskelentspannung – Imaginationen. Für eine ausgeglichene Kindheit. Kindgerecht aufbereitet und wundervoll vorgetragen
Von Sonja Polakov
(Dipl. Rehabilitationspädagogin und Integr. Lerntherapeutin)

7.2.8 1-2-3-4-5-Atmung

Sie benötigen: Einen ruhigen Ort.

Tipp

Erklären Sie Ihrem Kind, dass die Atmung eine wesentliche Rolle spielt, wenn es darum geht, sich zu beruhigen. Zeigen Sie vor, wie es wirkt, wenn man sehr schnell und hektisch atmet und fragen Sie dann Ihr Kind, wie es denn besser wäre.

- Weisen Sie Ihr Kind nun an, langsam einzuatmen und zählen Sie von 1–5. Bei 5 soll es kurz die Luft anhalten, um dann wieder langsam auszuatmen.
- Zählen Sie beim Ausatmen wieder bis 5. Auch danach soll Ihr Kind kurz die Luft anhalten.
- Die Atemübung kann beliebig oft wiederholt werden. Wichtig ist, dass Sie mit Ihrem Kind danach besprechen, wie es sich dabei gefühlt hat. Erklären Sie Ihrem Kind, dass sich die Atmung auf die Schnelligkeit des Herzschlages auswirken und dadurch ein Gefühl des Stresses und der Hektik erzeugt werden kann. Eine ruhige ausgeglichene Atmung hingegen entspannt den Körper und führt zu einem Gefühl der Gelassenheit.
- Ihr Kind kann auch lernen, diese Übung selbstständig durchzuführen, um sie in Situationen der Aufregung oder inneren Unruhe anzuwenden.

1– 2 – 3 – 4 – 5 Einatmen

Kurz Luft anhalten

1– 2 – 3 – 4 – 5 Ausatmen

Kurz Luft anhalten

7.2.9 Wellenatmung

Sie benötigen: 2 Stück Papier und 2 Stifte.

> **Tipp**
>
> Besprechen Sie (siehe 1-2-3-4-5-Atmung, Abschn. 7.2.8) mit Ihrem Kind wieder die Auswirkungen der Atmung auf den menschlichen Körper.

- Geben Sie Ihrem Kind einen Stift und ein Stück Papier und nehmen Sie sich selbst ebenfalls Schreibutensilien.
- Malen Sie in langsamer Stiftführung eine Wellenlinie auf das Papier. Weisen Sie Ihr Kind darauf hin, beim Rauffahren des Stiftes ein- und beim Runterfahren des Stiftes auszuatmen.
- Die Wellen können zunächst flacher, dann immer höher werden, um die Dauer der Ein- bzw. Ausatmung etwas zu verlängern.
- Weisen Sie Ihr Kind nun an, selbst Wellen zu malen und die Atmung danach zu richten. Es kann die Höhe und Geschwindigkeit frei wählen und beliebig variieren.
- Besprechen Sie mit Ihrem Kind wiederum die Wichtigkeit einer ruhigen Atmung und die Möglichkeiten, diese in Stresssituationen gezielt einzusetzen.
- Die Wellenatmung kann auch eingesetzt werden, wenn Ihr Kind gerade keine Schreibutensilien zur Verfügung hat. Es besteht die Möglichkeit, die Augen zu schließen und sich die Wellen vorzustellen.
- Eine schöne Variation der Wellenatmung besteht auch daran, sich einen Strand mit Wellengang vorzustellen. Kommt die Welle in die Bucht, wird eingeatmet, zieht sie sich wieder zurück, wird ausgeatmet.

7.2.10 Ballonatmung

Sie benötigen: Einen Luftballon.

> **Tipp**
>
> Besprechen Sie (siehe 1-2-3-4-5-Atmung, Abschn. 7.2.8) mit Ihrem Kind wieder die Auswirkungen der Atmung auf den menschlichen Körper.

- Zeigen Sie Ihrem Kind den Luftballon und blasen Sie diesen langsam auf. Danach lassen Sie langsam die Luft aus dem Ballon ausfließen und wiederholen den Vorgang.
- Erklären Sie Ihrem Kind, dass es sich vorstellen kann, dass auch in seinem Körper ein Luftballon langsam aufgeblasen wird, wenn es atmet.
- Weisen Sie Ihr Kind an, die Hände auf den Bauch zu legen und langsam ein und auszuatmen.
- „Nun schließe die Augen und stelle dir vor, du würdest den Luftballon abwechselnd langsam aufblasen und dann die Luft wieder hinauslassen."
- Insbesondere in Stresssituationen und Momenten der negativen Aufregung kann Ihr Kind mit Ihrer Unterstützung die Atemtechnik anwenden.
- Ebenso besteht die Möglichkeit, die Ballonatmung selbstständig anzuwenden und diese mit dem Stichwort „Luftballon" zu verknüpfen.
- Erinnern Sie Ihr Kind in diesen Situationen an den Luftballon, der langsam aufgeblasen wird und fertigen Sie gegebenenfalls mit Ihrem Kind eine Zeichnung oder eine Bastelei an, damit es visuell daran erinnert wird.

7.2.11 Die Schatzkiste

Sie benötigen: Einen Karton oder eine Kiste, die als Schatztruhe verwendet werden kann.

Tipp

Gestalten Sie mit Ihrem Kind eine Truhe oder Kiste, die als Schatztruhe verwendet werden kann. Sie können beispielsweise einen Schuhkarton bemalen, eine Kiste aus Holz schnitzen oder eine fertige Holzkiste kaufen, die Sie dann gemeinsam bemalen.

- Besprechen Sie mit Ihrem Kind, dass in der Schatzkiste alles Platz finden soll, was Ihrem Kind Freude macht. Das können lustige Erinnerungen sein, die auf ein kleines Blatt Papier geschrieben werden, oder Fotos, die Sie ausdrucken. Ebenso möglich sind kleine Spielzeuge, Muscheln von einem Urlaub am Meer, Zeichnungen eines schönen Erlebnisses, besondere Steine, die es gefunden hat – Ihrer Fantasie sind keine Grenzen gesetzt.
- Sammeln Sie gemeinsam mit Ihrem Kind diese wertvollen Schätze und sprechen Sie über die positiven Gedanken, die dadurch ausgelöst werden.

- Wenn sich Ihr Kind nun traurig oder hoffnungslos fühlt, haben Sie jederzeit die Möglichkeit, gemeinsam die Schatzkiste durchzusehen. Vielleicht ist etwas dabei, was Ihr Kind wieder zum Lachen bringt. Jedenfalls wird es hilfreich sein, den Fokus auf das Positive zu legen.
- Sollte Ihrem Kind nichts Wertvolles einfallen, kann es hilfreich sein, selbst eine schöne Erinnerung mit Ihrem Kind hineinzulegen.
- Die Schatzkiste kann natürlich laufend um gute Erfahrungen, wertvolle Kleinigkeiten und geliebte Gegenstände ergänzt werden. Auch andere Familienmitglieder können einen Beitrag leisten.

7.2.12 Die Sonnenstrahlen

Sie benötigen: Ggelbes Kartonpapier, Klebstoff, Plakatstifte, Zeit mit der Familie.

> **Tipp**
>
> Versuchen Sie, in diese Übung alle Familienmitglieder zu involvieren.

- Schneiden Sie einen gelben Kreis (ca. 30 cm Durchmesser) aus und lassen Sie jedes Familienmitglied (wenn möglich) den Namen darauf schreiben. Diese können bunt und verziert geschrieben werden. Sollte Ihr Kind noch nicht schreiben können, sollte es zumindest eine kleine Zeichnung zum Namen malen dürfen.
- Schneiden Sie eine beliebige Anzahl an Sonnenstrahlen aus, die groß genug sind, um einen Satz leserlich darauf zuschreiben.
- Lassen Sie nun reihum jedes Familienmitglied Dinge sagen, die ihm oder ihr im Zusammenleben wichtig sind.
- Starten Sie selbst mit der Formulierung „Mir ist wichtig, dass…" und besprechen Sie in der Familie, ob dieser Satz auch anderen Familienmitgliedern wichtig ist.
- Sammeln Sie alle besprochenen Sätze und wählen Sie die wichtigsten davon aus. Schreiben Sie diese nun auf die Sonnenstrahlen und kleben Sie diese um den gelben Kreis auf eine Tür oder Wand.
- Die Sonne kann immer wieder neu gestaltet oder ergänzt werden. Beispielsweise könnten Sie sich regelmäßig im Familienrat zusammensetzen und besprechen, wie die Sonnenstrahlsätze im Zusammenleben umgesetzt werden, was schon gut läuft und wo noch etwas daran gearbeitet werden muss.

- Eine schöne Variation der Sonne ist es, eine Blume mit Blüten zu gestalten. Diese könnte zum Beispiel Wünsche beinhalten oder aber auch positive Dinge, die im Zusammenleben in der Familie gut tun und Freude bereiten (z. B. gemeinsam lachen können, spannende Ausflüge, lustige Filmabende).

7.2.13 Die Sprache der Selbstliebe

Sie benötigen: Geduld und Zeit, Papier, Stifte, roter Filzstift.

> **Tipp**
>
> Wie bereits thematisiert, sind negative Gedankengänge oft ein wesentlicher Teil einer psychischen Erkrankung. Ein niedriger Selbstwert wird nicht zuletzt häufig in der Sprache ausgedrückt. Diese Übung soll Ihr Kind dabei unterstützen, sich selbst nicht verbal herunterzusetzen.

- Sprechen Sie mit Ihrem Kind über negative Glaubenssätze, die es von sich selbst hat. Ein Beispiel hierfür könnte sein:
- „Ich bin in allem schlechter als meine Schwester."
- Lassen Sie Ihr Kind (falls möglich) diese Glaubenssätze aufschreiben. Besprechen Sie dann gemeinsam, warum Ihr Kind das glaubt und helfen Sie ihm, diese Glaubenssätze zu entkräftigen.
- „Deine Schwester kann manches besser und manches schlechter als du."
- Weisen Sie Ihr Kind nun an, den negativen Glaubenssatz mit einem dicken roten Filzstift durchzustreichen und diesen durch einen neuen zu ersetzen.
- „Meine Schwester kann gut lesen und ich kann wunderschön singen."
- „Ich kann schnell laufen und meine Schwester kann schon rechnen."
- Durch die neuen Glaubenssätze setzen Sie Annahmen, die zumeist schädlich und obendrauf unwahr sind in Relation und zeigen Ihrem Kind, wie es umdenken kann.
- Achten Sie im Alltag auf negative Äußerungen Ihres Kindes und wandeln Sie diese Sätze gemeinsam um.
- „Ich kann das nicht." → „Ich werde das noch lernen."
- „Ich bin so dumm." → „Beim nächsten Mal mache ich es anders."

7.2.14 Die Ressourcenlandkarte

Sie benötigen: Ein großes Plakat, bunte Stifte.

Tipp

Die Ressourcenlandkarte soll dazu dienen, die positiven Seiten des Lebens Ihres Kinders grafisch und visuell zu veranschaulichen.

- Sammeln Sie mit Ihrem Kind Bereiche, Personen, Aktivitäten und was Ihnen sonst noch einfällt, die es stützen und ihm Freude bereiten.
- Malen Sie nun für jeden positiven Einfall ein Land auf das Plakat. Die Größe, Form und Farbe kann das Kind selbst wählen. Gestalten Sie eine richtige Landkarte mit verschiedenfarbigen Ressourcenländern. Auch Flüsse und Seen sind erlaubt.
- Malen Sie nun am unteren Rand einen kleinen gräulichen Bereich, den Sie das „Schattenland" nennen. Besprechen Sie mit Ihrem Kind, welche Gefühle, Ereignisse und Menschen im Schattenland wohnen. Geben Sie Ihrem Kind Raum, die negativen Dinge zu äußern. Achten Sie jedoch darauf, dass diese nicht Überhand nehmen und das „Schattenland" im Verhältnis zu den Ressourcenländern nicht viel Platz einnimmt.
- Lassen Sie Ihr Kind nun eine dicke, schwarze Grenze zu dem „Schattenland" malen und besprechen Sie, dass es wichtig ist, sich hauptsächlich in den Ressourcenländern aufzuhalten.
- Nehmen Sie sich ruhig Zeit, ein bisschen mit Ihrem Kind mit dem Plakat (zum Beispiel mit Spielfiguren) zu spielen und verstärken Sie somit die positive Erfahrung.
- Die Landkarte kann jederzeit (sowohl im negativen als auch im positiven Bereich) erweitert werden und Ihrem Kind als visuelle Unterstützung dienen.

7.2.15 Die Baumübung

Sie benötigen: Ein weißes Plakat, grünes Kartonpapier, bunte Stifte, Schere und Klebstoff.

Tipp

Die Baumübung ist eine weitere Ressourcenübung, die innere und äußere Stärken Ihres Kindes hervorheben soll.

- Gestalten Sie mit Ihrem Kind einen Baum auf einem weißen Plakat. Der Baum soll einen dicken, braunen Stamm (hellbraun) und Wurzeln haben sowie viele Äste, die in die Höhe reichen.
- Fragen Sie nun Ihr Kind, was es an sich selbst mag. Sammeln Sie gemeinsam positive Eigenschaften, Stärken und Talente Ihres Kindes und schreiben Sie diese in den Stamm. Sollte Ihr Kind Schwierigkeiten damit haben, sich selbst positiv zu beschreiben, kann es hilfreich sein, ihm/ihr Gedankenanstöße zu geben. Auch die Unterstützung von Freunden oder anderen Familienmitgliedern ist erwünscht.
- Schneiden Sie gemeinsam Blätter in unterschiedlichen Formen und Größen aus dem grünen Plakatpapier aus.
- Nun fragen Sie Ihr Kind, wen oder was es besonders mag und schreiben diese Ressourcen jeweils auf ein Blatt, dass dann auf die Äste des Baumes geklebt wird.
- Es werden somit nicht nur innere Ressourcen Ihres Kindes, sondern auch das externe Unterstützungssystem visualisiert.
- Das Plakat kann im Zimmer Ihres Kindes angebracht werden, um die positiven Seiten stets hervorzuheben.

7.2.16 Mit Händen und Füßen

Sie benötigen: Hände und Füße, bunte Stifte, Kartonpapier.

> **Tipp**
>
> Diese Übung soll auf kreative Weise dabei unterstützen, dass Ihr Kind sich seiner Ressourcen besinnt und wieder handlungsfähig wird

- Lassen Sie Ihr Kind jeweils die eigenen Hände und Füße auf 2 separaten Bögen Kartonpapier abpausen. Unterstützen Sie es dabei, wenn es Hilfe benötigt.
- Überlegen Sie nun gemeinsam, wofür wir Menschen Hände und Füße haben. Hören Sie sich die Vorschläge Ihres Kindes an und leiten Sie es dann zu folgenden Schlussfolgerungen über:
- **„Mit meinen Händen kann ich etwas tun"**
- **„Auf meinen Füßen stehe ich"**
- Finden Sie nun gemeinsam Dinge, die Ihr Kind tun kann, wenn es sich schlecht fühlt. Beispiele hierfür sind: Musik hören, Schokolade essen, ein Buch lesen, mit den Geschwistern spielen, eine Geschichte schreiben, mit

Mama Uno spielen etc. Diese Dinge können nun in die Umrisse der Hände Ihres Kindes geschrieben werden.

- Nun überlegen Sie, welche positiven Dinge im Leben Ihres Kindes „stehen", also stabil und verlässlich sind. Diese werden in den Umriss der Füße geschrieben.
- Lassen Sie Ihr Kind die Zeichnungen nach Belieben verzieren und ausmalen und hängen Sie das fertige Kunstwerk an einen Ort, den Ihr Kind häufig aufsucht.
- Wenn sich Ihr Kind in einer Phase der Hoffnungslosigkeit befindet, kann die Frage: „Was hast du denn schon einmal getan, was dir geholfen hat?" wahre Wunder bewirken. Das Hände-Füße-Plakat kann hierfür eine gute Möglichkeit zur Veranschaulichung bieten.

8

Zusatzinformationen

8.1 Zusatzinformation zu Verlaufsformen

8.1.1 Somatisches Syndrom

Nach ICD-10 ist das somatische Syndrom durch folgende Merkmale gekennzeichnet:

- Deutlicher Interessensverlust oder Verlust der Freude an normalerweise angenehmen Aktivitäten
- Mangelnde Fähigkeit, auf Ereignisse oder Aktivitäten emotional zu reagieren, die normalerweise eine Reaktion hervorrufen
- Früherwachen, 2 Stunden oder mehr vor der gewohnten Zeit
- Morgentief
- Objektiver Befund einer ausgeprägten psychomotorischen Hemmung oder Agitiertheit (von anderen bemerkt oder berichtet)
- Deutlicher Appetitverlust
- Gewichtsverlust (5 % oder mehr des Körpergewichts im vergangenen Monat)
- Deutlicher Libidoverlust

8.1.2 Schwergradige depressive Episode mit psychotischen Symptomen

Eine Depression kann in ihrer stärksten Ausprägung auch mit psychotischen Symptomen auftreten. Von einer Psychose spricht man in der Psychiatrie, wenn Wahngedanken, Halluzinationen (akustisch, visuell, olfaktorisch, tak-

L. Pongratz, *Igelino lacht nicht mehr*, https://doi.org/10.1007/978-3-662-64429-4_8

til) und/oder ein Realitätsverlust auftreten. Diese Symptomatik wird hauptsächlich schizophrenen Störungen und Wahnstörungen zugeordnet. Sie kann jedoch auch im Rahmen einer schwergradigen depressiven Störung auftreten.

Häufige psychotische Symptome während einer depressiven Episode sind beispielsweise:

- Beziehungswahn
  „Ich bin nicht gut genug für dich". „Mich kann man nicht lieben." „Ich bin schlecht und deswegen betrügst du mich". „Du hast mich nicht mehr lieb, weil ich nicht gut genug bin."
- Schuldwahn
  „Ich bin schuld, dass ihr euch getrennt habt." „Hätte ich Oma angerufen, wäre sie nicht gestorben."
- Wahn von Wertlosigkeit
  „Ich bin wertlos."
- Hypochondrischer Wahn
  „Ich habe eine körperliche Erkrankung." „Ich bin von Keimen oder Ungeziefer befallen".
- Akustische Halluzinationen
  „Du bist lächerlich." „Du bist wertlos und schlecht." „Niemand kann dich ertragen." „Du bist dumm und wirst es immer bleiben".
- Verfolgungswahn
  „Sie sind hinter mir her." „Alle haben es auf mich abgesehen."

Beim Auftreten von psychotischen Symptomen bei Ihrem Kind ist es besonders wichtig, schnell professionelle Hilfe in Anspruch zu nehmen. Wahngedanken, Halluzinationen und Realitätsverlust können sich manifestieren und eine enorme Einschränkung im täglichen Leben darstellen.

8.1.3   Depressive Episode, in Remission

Betroffene Patientinnen sind in Remission, wenn in der Vergangenheit zwar depressive Symptome aufgetreten sind, diese jedoch seit Monaten und gegenwärtig nicht vorhanden sind.

8.1.4   Rezidivierende depressive Episode

Depressive Episoden, die immer wieder kommen, werden auch als „rezidivierend" bezeichnet. Diese wiederkehrenden Krankheitsepisoden sind ebenfalls nach Schweregrad (leicht-, mittel- oder schwergradig) und Vorhandensein von einem somatischen Syndrom und psychotischen Symptomen einzuteilen (Benecke 2014).

8.2   Zusatzinformationen zu psychologischen Theorien

8.2.1   Psychoanalytische Theorie

Die von Sigmund Freud gegründete Psychoanalyse (Bibring 1953) geht davon aus, dass eine Depression durch frühe Verlusterfahrungen entsteht. Verlust bedeutet in diesem Zusammenhang nicht zwingend das Versterben oder das Verlassen-werden durch ein Elternteil, es kann auch die mangelhafte Erfüllung von Bedürfnissen oder zu wenig Aufmerksamkeit bedeuten. Durch die Verlusterfahrung kommt es zu aggressiven Impulsen, die jedoch nicht gegen die Außenwelt, sondern gegen die eigene Person gerichtet werden. Freud ging davon aus, dass depressive Menschen gesteigerte narzisstische Bedürfnisse (Wertschätzung, Liebe, Anerkennung, Bewunderung) haben, die oftmals nicht befriedigt werden. Dadurch entsteht ein Gefühl der Hilflosigkeit, welches wiederum zu einer geringeren Selbstachtung führt.

8.2.2   Kognitive Theorien

Die Kognitionsforschung beschäftigt sich mit dem Lernen und Verhalten von Individuen. Kognitive Theorien gehen stets von erlernten, dysfunktionalen Lern- bzw. Verhaltensmustern aus.

8.2.3   Theorie der Verstärkung

Eine psychische Erkrankung und deren Symptomatik muss nicht ausschließlich negative Auswirkungen auf Betroffene haben. Festgefahrene depressive Verhaltensweisen führen zwar immer tiefer in die Hoffnungslosigkeit, können jedoch im sozialen Umfeld zu mehr Aufmerksamkeit, Zuwendung und Priorisierung führen. Viele Angehörige von depressiven Menschen greifen diese mit Samthandschuhen an, wodurch ein Mehrwert für den Betroffenen entsteht. Durch diese (mehr oder minder) positive Auswirkung werden die depressiven Verhaltensweisen zusätzlich gestärkt und aufrechterhalten. Dieser psychische Prozess wird auch „Positive Verstärkung" genannt (Streeber et al. 1998).

8.2.4 Verstärkungsverlusttheorie

Die Verstärkungsverlusttheorie beschäftigt sich mit den negativen Konsequenzen, denen Depressive häufig ausgesetzt sind. Lewinsohn (1974) sieht eine gesteigerte Konfrontation mit negativen Reizen aus 3 Gründen:

1. Depressive Menschen verfügen über mangelhaft ausgeprägte soziale Kompetenzen. Sie fühlen sich unwohl in sozialen Situationen, neigen weniger zur aktiven Kontaktsuche und zeigen geringeres gesellschaftliches Engagement. Dadurch werden sie durch das soziale Umfeld negativer eingeschätzt und bekommen mehr schlechte Rückmeldung
2. Einige Betroffene leben tatsächlich in einem Umfeld, das schlechtere Bedingungen für ein glückliches, ausgeglichenes Leben bereithält. Positive Erfahrungen, die einen Schutzfaktor darstellen könnten, sind dadurch seltener.
3. Es kommt zu Veränderungen in der Wahrnehmung. Depressive Menschen sind sensibler für negative Erfahrungen und schlechte Rückmeldung von außen, wohingegen sie den Blick (je nach Schweregrad der Depression) kaum noch auf das Positive richten können.

8.2.5 Konzept der gelernten Hilflosigkeit nach Seligman

Eines der wohl berühmtesten Experimente in der Psychologie beschäftigte sich mit dem Phänomen der „gelernten Hilflosigkeit" (Seligman et al. 1986).

Zwei Gruppen von Hunden in einem Zwinger wurden immer wieder mit schmerzhaften Stromschlägen stimuliert. Die 1. Gruppe hatte die Möglichkeit, den Stromschlägen in einem Teil des Zwingers zu entkommen. Sie konnten sich also aus der Gefahrenzone retten.

Der 2. Gruppe blieb diese Option verwehrt. In einem 2. Durchgang wurde dann auch der 2. Gruppe die Chance gegeben, sich in eine sichere Ecke des Zwingers zu bewegen. Die Hunde zeigten jedoch ein resigniertes Verhalten und nahmen diese Möglichkeit nicht mehr wahr.

Seligman et al. (1986) benannten diese Art der Resignation als „gelernte Hilflosigkeit". Es kam zu einem Gefühl der mangelnden Kontrolle bei den Tieren, das auch bei depressiven Menschen beobachtet werden kann.

Wenn nun ein Einfluss von außen von einem Menschen als unkontrollierbar empfunden wird, ist auch die Art und Weise entscheidend, wie dieser interpretiert wird. Zumeist wird diese Hilflosigkeit auf die eigene Person bezogen. Drei Merkmale einer Interpretation begünstigen die Entwicklung einer depressiven Denkweise:

1. *Interal:* „Ich habe den Job nicht bekommen, weil ich dumm bin."
2. *Stabil:* „Ich werde immer dumm bleiben."
3. *Global:* „Ich kann einfach gar nichts."

8.2.6 Selbstkontrolltheorie

Rehm (1993) postulierte mit seiner Selbstkontrolltheorie ebenso einen Erklärungsansatz einer Depression. Konkret geht er von 3 depressiven Mechanismen aus:

1. Die Wahrnehmung von depressiven Menschen ist massiv verzerrt. Negative Erfahrungen werden selektiv wahrgenommen und verstärkt.
2. Kommt es bei Betroffenen zu Erfolgserlebnissen, weisen sie deren Ursache immer äußeren Bedingungen zu.
   „Ich habe den Job nur bekommen, weil mein Vater den Chef persönlich kennt."
   Bei Misserfolgen wird jedoch der Grund der Niederlage ausschließlich auf sich selbst bezogen.
   „Ich habe den Job nicht bekommen, weil ich nicht gut genug bin."
3. Depressive Menschen neigen eher zu viel Selbstbestrafung und zu wenig Selbstverstärkung.

8.2.7 Becks kognitive Theorie

Im Jahr 1963 veröffentlichte Aaron T. Beck seine Theorie zur Entstehung einer Depression. Als essenziell sah er das Zusammenwirken von einer kognitiven Triade, den kognitiven Schemata und den sog. kognitiven Fehlern.

Kognitive Triade

- Negatives Selbstbild: Die eigene Person wird als fehlerhaft, schlecht und wertlos gesehen. Es kommt ständig zur Selbstunterschätzung und Abwertung der eigenen Persönlichkeit und Fähigkeiten. Des Weiteren wird viel Selbstkritik geübt.
- Negative Interpretation der Umwelt: Betroffene werden stets von ihrem Umfeld enttäuscht. Gleichzeitig haben sie das Gefühl, dass von ihnen zu viel erwartet wird und sie diesen Erwartungen nicht gerecht werden können. Das trägt wiederum zum negativen Selbstbild bei.
- Negative Zukunftserwartungen: In einer Welt, die schlecht ist, ist auch zukünftig wenig Positives zu erwarten. Der Blick in die Zukunft bietet nur Niederlagen, Frust und Benachteiligungen.

Kognitive Schemata
Betroffene Menschen bilden spezifische Denkmuster, die vor allem Negatives beinhalten. Es wird nur auf bestimmte Faktoren geachtet, aus denen selektiv Denkkonzepte gebildet werden. Die Realität wird somit verzerrt und in ein schlechtes Licht gerückt.

Kognitive Fehler
Dysfunktionale Denkmuster sind meist geprägt durch Denkfehler, die derartiger Konzepte zusätzlich stärken und vermehren.

- Willkürliche Schlussfolgerungen:
  „Die Post ist heute nicht gekommen, weil der Postbote mich nicht leiden kann."
- Verallgemeinerung:
  „Weil mir meine Kollegin einmal widersprochen hat, findet sie all meine Ansichten falsch."
- Übergeneralisierung:
  „Ich habe die Prüfung nicht geschafft und werde nie schaffen, was ich mir vornehme."
- Maximierung oder Minimierung:
  „Ich habe wieder einmal vergessen, Milch zu kaufen. Ich bin dumm und vergesse alles."
  „Dass ich die Prüfung geschafft habe, ist keine Leistung. Sie war sehr leicht."

- Personalisierung:
„Ich bin schuld daran, dass mein Mann einen Herzinfarkt hatte. Ich hätte ihn zum Sport überreden sollen."
- Dichotomes Denken
„Wenn du heute nicht meiner Meinung bist, bist du immer gegen mich."

8.3 Zusatzinformationen zu Differenzialdiagnosen

8.3.1 Hypomanie

Laut ICD-10 (2016) ist eine Hypomanie durch folgende Diagnosekriterien klassifiziert:

Diagnosekriterien für eine Hypomanie

A. Die Stimmung ist in einem für den Betroffenen deutlich abnormen Ausmaß an mindestens 4 aufeinander folgenden Tagen gehoben oder gereizt.
B. Mindestens 3 der folgenden Merkmale müssen vorhanden sein und die persönliche Lebensführung beeinträchtigen:
   Gesteigerte Aktivität oder motorische Ruhelosigkeit
   Gesteigerte Gesprächigkeit
   Konzentrationsschwierigkeiten oder Ablenkbarkeit
   Vermindertes Schlafbedürfnis
   Gesteigerte Libido
   Übertriebene Geldausgaben (Einkäufe) oder andere Arten von leichtsinnigem oder verantwortungslosem Verhalten
   Gesteigerte Geselligkeit oder übermäßige Vertraulichkeit
C. Die Episode erfüllt nicht die Kriterien für eine Manie, bipolare affektive Störung, depressive Episode, Zyklothymia oder für eine Anorexia nervosa (Magersucht).
D. Ausschlussvorbehalt: Die Episode ist nicht auf einen Missbrauch psychotroper Substanzen oder auf eine organische psychische Störung zurückführen.

8.3.2 Manie

Eine manische Episode kann diagnostiziert werden, wenn nachfolgende Symptome bei den Betroffenen beobachtbar sind (ICD-10 2016):

Diagnosekriterien für eine Manie

A. Die Stimmung ist vorwiegend gehoben, expansiv oder gereizt und für die Betroffenen deutlich abnorm. Dieser Stimmungswechsel muss dominieren und mindestens 1 Woche anhalten (es sei denn, einer Krankenhauseinweisung wird notwendig).
B. Mindestens 3 der folgenden Merkmale müssen vorliegen (4, wenn die Stimmung nur gereizt ist) und eine schwere Störung der alltäglichen Lebensführung verursachen:

   1. Gesteigerte Aktivität oder motorische Ruhelosigkeit
   2. Gesteigerte Gesprächigkeit („Rededrang")
   3. Ideenflucht oder subjektives Gefühl von Gedankenrasen
   4. Verlust normaler sozialer Hemmungen, was zu einem den Umständen unangemessenen Verhalten führt
   5. Vermindertes Schlafbedürfnis
   6. Überhöhte Selbsteinschätzung oder Größenwahn
   7. Ablenkbarkeit oder andauernder Wechsel von Aktivitäten und Plänen
   8. Tollkühnes oder rücksichtsloses Verhalten, dessen Risiken die Betroffenen nicht erkennen, z. B. Ausgeben von Lokalrunden, törichte Unternehmungen, rücksichtsloses Fahren
   9. Gesteigerte Libido oder sexuelle Taktlosigkeit

C. Fehlen von Halluzinationen oder Wahn; Wahrnehmungsstörungen können aber vorkommen (z. B. Wahrnehmen von Farben als besonders leuchtend)
D. Ausschlussvorbehalt: Die Episode ist nicht auf einen Missbrauch psychotroper Substanzen oder auf eine organische psychische Störung zurückzuführen.

Eine manische Episode kann auch (wie eine depressive Episode) mit psychotischer Symptomatik auftreten. Oftmals kommt es zu Größenwahn. Die Betroffenen hören Stimmen, die sie als Helden hochloben und ihnen übernatürliche Kräfte zusprechen. Ebenso kann Beziehungs- oder Verfolgungswahn auftreten.

8.3.3   Zyklothymia

Ist eine andauernde Instabilität der Stimmungslage, geprägt durch hypomanische Episoden und leichte depressive Verstimmung im Vordergrund, wird von Zyklothymia gesprochen. Die Ausprägung und Intensität der Symptome sind nicht ausreichend, um eine bipolare affektive Störung zu diagnostizieren. Im ICD-10 (2016) ist die Symptomatik wie folgt aufgeschlüsselt:

Diagnosekriterien für eine Zyklothymia

A. Stimmungsinstabilität mit mehreren Perioden von Depression und Hypomanie, mit oder ohne normale Stimmung im Intervall über mindestens 2 Jahre

B. Während einer solchen 2-Jahres-Periode war keine depressive oder hypomanische Stimmungsschwankung so schwer oder so lang anhaltend, dass sie die Kriterien für eine manische, eine mittelgradige oder eine schwere depressive Episode erfüllte. Manische oder depressive Episoden können jedoch vor oder nach einer solchen Periode länger anhaltender Stimmungsinstabilität auftreten.

C. Wenigstens während einer depressiven Episode sollten mindestens 3 der folgenden Symptome vorhanden sein:

   1. Verminderter Antrieb oder Aktivität
   2. Ausgeprägte Schlafstörungen
   3. Verlust des Selbstvertrauens oder Gefühl von Unzulänglichkeit
   4. Konzentrationsschwierigkeiten
   5. Sozialer Rückzug
   6. Verlust des Interesses oder der Freude an Sexualität und anderen angenehmen Aktivitäten
   7. Verminderte Gesprächigkeit
   8. Pessimismus im Hinblick auf die Zukunft oder Grübeln über die Vergangenheit

D. Wenigstens während einiger Perioden mit gehobener Stimmung sollten 3 der folgenden Symptome vorhanden sein:

   1. Vermehrter Antrieb oder Aktivität
   2. Herabgesetztes Schlafbedürfnis
   3. Überhöhtes Selbstgefühl
   4. Geschärftes oder ungewöhnlich kreatives Denken
   5. Mehr Geselligkeit als sonst
   6. Gesprächiger oder witziger als sonst
   7. Gesteigertes Interesse und Sich-Einlassen in sexuelle und andere angenehme Aktivitäten
   8. Überoptimistisch oder Übertreibung früherer Erfolge

8.3.4 Dysthymia

Eine weitere psychische Erkrankung, mit der die Depression in engem Zusammenhang steht, ist Dysthymia. Hierbei handelt es sich um eine chronische, depressive Verstimmung, die jedoch weder den Schweregrad noch die Dauer der einzelnen Episoden einer Depression aufzeigt (ICD-10 2016).

Diagnosekriterien für eine Dysthymia

A. Konstante, oder konstant wiederkehrende Depression über einen Zeitraum von mindestens 2 Jahren. Dazwischenliegende Perioden normaler Stimmung dauern selten länger als einige Wochen, hypomanische Episoden kommen nicht vor.
B. Keine oder nur sehr wenige der einzelnen depressiven Episoden während eines solchen 2-Jahres-Zeitraumes sind so schwer oder dauern so lange an, dass sie die Kriterien für eine rezidivierende leichte depressive Störung erfüllen.
C. Wenigstens während einiger Perioden der Depression sollten mindestens 3 der folgenden Symptome vorliegen:

   1. Verminderter Antrieb oder Aktivität
   2. Ausgeprägte Schlafstörungen
   3. Verlust des Selbstvertrauens oder Gefühl von Unzulänglichkeit
   4. Konzentrationsschwierigkeiten
   5. Sozialer Rückzug
   6. Verlust des Interesses oder der Freude an Sexualität und anderen angenehmen Aktivitäten
   7. Verminderte Gesprächigkeit
   8. Pessimismus im Hinblick auf die Zukunft oder Grübeln über die Vergangenheit
   9. Erkennbares Unvermögen mit den Routineanforderungen des täglichen Lebens fertig zu werden
   10. Neigung zum Weinen

D. Gefühl der Hoffnungslosigkeit und Verzweiflung

8.4 Zusatzinformationen zu Psychotherapierichtungen

- Klassische Konditionierung:
- I.P. Pawlow (Benecke 2014) führte Experimente mit Hunden durch. Er läutete stets mit einer Glocke, bevor er ihnen etwas zu fressen gab. So erlernten die Tiere, das Läuten der Glocke mit dem Fressen zu assoziieren.

Bald bekamen sie bereits, wenn sie nur das Läuten der Glocke hörten, vermehrten Speichelfluss. Diese Koppelung eines Reizes mit einer Reaktion wird als klassische Konditionierung bezeichnet.

- Operante Konditionierung:
- Dieses lerntheoretische Modell von Skinner (Benecke 2014) geht davon aus, dass Reaktionen häufiger auftreten, wenn auf diese ein verstärkender Reiz folgt. Ebenso können Reaktionen vermieden werden, um negative Folgen zu vermeiden.
- Modelllernen:
- Bandura (Benecke 2014) ging davon aus, dass wir über Beobachtung und Nachahmung ebenso lernen wie über Konditionierung. Die Verhaltensweisen von anderen Individuen und deren Konsequenzen werden beobachtet und je nach Ausgang nachgeahmt oder vermieden.

9

Literatur

ASP: Charte-Text, https://psychotherapie.ch/wsp/site/assets/files/1074/charta_text_d.pdf. Zugegriffen am 02.03.2020.

Beck, A.T. (1963). Thinking and depression: 1. Idiosyncratic content and cognitive distortions. *Archives of General Psychiatry* 9, 324–333.

Benecke, C. (2014). *Klinische Psychologie und Psychotherapie. Ein integratives Lehrbuch.* W. Kohlhammer GmbH.

Bibring, E. (1953). The mechanism of depression. In P.Greenacre (Hrsg.), *Affective disorders* (S.13-48). International University Press.

DGPPN (2018). Psychische Erkrankungen in Deutschland: Schwerpunkt Versorgung, https://www.dgppn.de/_Resources/Persistent/f80fb3f112b4e-da48f6c5f3c68d23632a03ba599/DGPPN_Dossier%20web.pdf. Zugegriffen am 02.03.2020.

Dilling, H. & Freyberger H.J. (2016). ICD-10. *Taschenführer zur ICD-10-Klassifikation psychischer Störungen.* Hogrefe.

Friedman RJ & M.M. Katz (Hrsg.), *The psychology of depression: Contemporary theory and research* (S. 157–185). J. Wiley.

Gasteiger-Klicpera, B., Klicpera, C. & Besic E. (2019). Psychische Störungen im Kindes- und Jugendalter. Wien: Facultas und Buchhandels AG.

Kessler, R.C.,Berglund, P., Demler, O., Jin, R., Merikangas, K.R. & Walters, E.E. (2005). Lifetime prevalence and age-onset distributions of DSM-IV disorders in the National Comorbidity Survey Replication. *Arch Gen Psychiatry* 62(6), 593–602.

Lewinsohn, P.M. (1974). A behavioral approach to depression Friedman RJ & M.M. Katz (Hrsg.), *The psychology of depression: Contemporary theory and research* . J. Wiley

L. Pongratz, *Igelino lacht nicht mehr*, https://doi.org/10.1007/978-3-662-64429-4_9

Raskob, H. (2005). *Die Logotherapie und Existenzanalyse Viktor Frankls. Systematisch und kritisch.* Springer.

Rehm, L.P., & Tyndall, C.I. (1993). Mood disorders – Unipolar and bipolar. In P.B. Sutker & H.E. Adams (Hrsg.), *Comprehensive handbook of psychopathology* (2. Aufl.). Plenum Press.

Seligan, M.P. & Peterson, C. (1986). A learned helplessness perspective on childhood depression: Theory and research. In M. Rutter, C. Izard & P.B. Read (Hrs.), Depression in young people: Developmental and clinical perspectives (S. 223, 249).

Sheeber, L., Hops, H., Andrews, J., Alpert, A., & Davis, B. (1998). Interactional processes in families with depressed and non-depressed adolescents: Reinforcement of depressive behavior. *Behav Res Ther*, 36, 417–427.

Statistik Austria: Stationäre Aufenthalte, https://www.statistik.at/web_de/statistiken/menschen_und_gesellschaft/gesundheit/stationaere_aufenthalte/index.html. Zugegriffen am 02.03.2020.

Strober, M. (1995). Family-genetic aspects of juvenile affektce disorders. In I.M. Goodyer (Hrsg.), *The depressed child and adolescent: Developmental and clinical perspectives.* (S. 147–170). Cambridge University Press.

Thun-Hohenstein L. (2008) Die Versorgungssituation psychisch auffälliger und kranker Kinder und Jugendlicher in Österreich. In: Kerbl R., Thun-Hohenstein L., Vavrik K., Waldhauser F. (eds) *Kindermedizin – Werte versus Ökonomie.* Springer.

Walkup, J.T. (2017). Antidepressant efficacy for depression in children and adolescents: Industry- and NIMH-funded studies. *Am J Psychiatry*, 174(5), 430–437.

Weissman, M.M., Wickramaratne, P., Gameroff, M.J., Warner, V., Pilowsky, D., Kohad, R.G., & Talati, A. (2016). Offspring of depressed parents: 30 years later. *Am J Psychiatry*, 173 (10), 1024–1032.

WHO: Depressionen in Europa. Zahlen und Fakten, unter: http://www.euro.who.int/de/health-topics/noncommunicable-diseases/mental-health/news/news/2012/10/depression-in-europe/depression-in-europe-facts-and-figures. Zugegriffen am 02.03.2020.

Printed in the United States
by Baker & Taylor Publisher Services